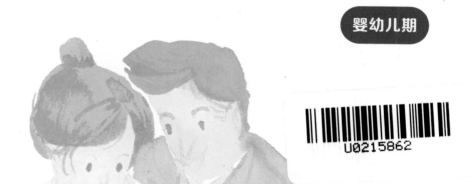

# 千天照护

## 孕婴营养与健康
## 指导手册

0-3 岁
婴幼儿早期发展
专业人才培养

总主编 史耀疆

史耀疆　蔡建华　聂景春◎主编

杨　洁　关宏宇◎副主编

华东师范大学出版社

·上海·

# 婴幼儿期分册目录

## 第六章 婴儿 4—6 月龄课程 / 185

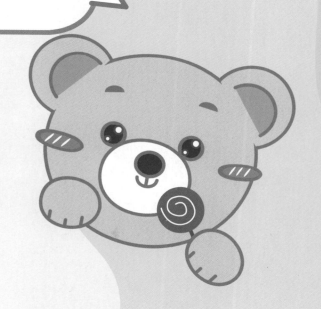

第四章

新生儿一月龄课程

# 第一节　新生儿1月龄第一次课程

## 一、母乳喂养妈妈的膳食推荐

**【学习目标】**

- 知道在母乳喂养期间应多吃些食物。

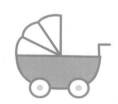

　　如果在前面课程的讲解中,已经了解到妈妈没有给宝宝喂母乳,那可以跳过本节,并告诉她,"即使你没有给宝宝喂母乳,也要保持健康的饮食习惯,以便身体尽快恢复,这样才能有足够的体力和精力照顾宝宝。"

　　如果妈妈现在给宝宝喂母乳,则讲解以下内容。

**【课程介绍】**

　　今天我们将讨论妈妈在母乳喂养期间应该怎么吃,一天吃多少次。

询问 1：你的饮食能够满足母乳喂养的要求吗？你觉得你的饮食搭配合理吗？

不论如何回答，都进行讲解

## ❖ 核心讲解 ❖

- 妈妈在哺乳期间容易感到饥饿是正常的，充足的母乳需要通过额外的营养补充来支持。所以，妈妈需要比平常吃得多一些，每天保证有两顿加餐；
- 为了减少妈妈的饥饿感，并给宝宝提供更加充足的乳汁，建议妈妈在两餐之间增加一次进食，为妈妈和正在成长的宝宝提供能量和营养。
- 适合妈妈吃的五类食物有：

  1. 谷薯类：米、面、山药、土豆、玉米、粗粮（比如高粱、荞麦、燕麦、大麦、薏仁等）以及杂豆类（包括红豆、绿豆、芸豆、扁豆、豌豆、鹰嘴豆等）。

  2. 蔬果类：(1)深绿色蔬菜：青菜、菠菜、茼蒿、油麦菜、油菜、西兰花、青椒、黄瓜、海带等，(2)橙红色蔬菜、水果：西红柿、南瓜、胡萝卜、橘子、橙子、樱桃、枇杷、西瓜等，(3)其他蔬菜、水果：白菜、莲花白、菜花、莲菜、菌类、香蕉、葡萄、苹果、梨等。

  3. 肉禽蛋鱼类：畜类（猪、牛、羊肉及其肝脏）、禽类（鸡、鸭肉及其肝脏）、蛋类（鸡蛋、鸭蛋、鹌鹑蛋）、水产类（鱼、虾、贝类）以及常见的动物血（比如猪血、羊血、鸭血）。

  4. 奶类、豆类、坚果类：牛奶、酸奶、奶酪及奶制品，豆类（比如黄豆、青豆、黑豆和它们的豆制品，包括豆腐、豆腐干、豆腐皮、腐竹、豆浆等），坚果类（比如芝麻、核桃、杏仁、葵花籽、南瓜子、西瓜子、花生等）。

  5. 食用油、食用盐。

**知识/态度检查**

本课程结束后,请向妈妈(或妈妈和第二养育人一起)询问以下问题:

为什么妈妈在母乳喂养时需要补充额外的食物?

因为妈妈生产母乳需要额外的能量。

## 二、母乳喂养的方法

### 【学习目标】

- 了解初乳的重要性;

- 掌握三种不同的母乳喂养姿势;

- 纠正错误的哺乳姿势;

- 知道错误的哺乳姿势和不正确含乳的风险;

- 了解"拍嗝"的重要性,掌握"拍嗝"的方法。

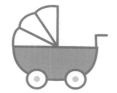

### 【课程介绍】

(宝宝出生后需要面对一个新的世界,需要学会各种技能,此时妈妈除了身体创伤、激素变化导致心理脆弱外,还需要大量的精力来照顾宝宝。因此,要鼓励妈妈和宝宝一起面对新的生活,心平气和地解决遇到的各种问题,告诉她只有坚强的妈妈才能抚育健康、聪明的宝宝。因此,在上课时,你要做一个善解人意的倾听者,要给妈妈温柔的指导,要多表扬、安慰、鼓励妈妈,帮助妈妈树立信心。)

恭喜你有了可爱的宝宝! 你刚生完宝宝,要多注意休息。今天我们来学习母乳喂养的方法和简单的宝宝护理方法。

## ✿ 纯母乳喂养的做法知识回顾 ✿

- 妈妈产后尽早进行母乳喂养；

- 除了维生素 D 外，不要给 6 个月以内的宝宝喂其他任何东西，包括水和汤汁；

- 按需母乳喂养：宝宝饿了就喂他/她。

 询问 2：在"坐月子"期间，你注意保持房间里的空气流通了吗？

| 如果是肯定回答 | 如果是否定回答 |
|---|---|
| 你做得非常好。 | "捂月子"是不科学的。 |

## ✿ 核心讲解 ✿

现在可不提倡"捂月子"了，如果屋子里空气不流通、不新鲜或室内温度较高，不仅会引起宝宝不适而容易哭闹，还会导致空气内病菌含量增多，妈妈和宝宝更容易生病。因此，隔一段时间通通风是非常有必要的，只要妈妈和宝宝不要处在风口即可。冬季要注意保暖（室内温度 20℃—22℃），夏季可使用空调，避免室内温度过高。

询问3：你在宝宝出生一小时内喂过奶吗？你现在还在坚持母乳喂养吗？

如果她在一小时内开始母乳喂养，而且现在仍然坚持母乳喂养

"那太好了。宝宝吃到了初乳，不仅能满足宝宝的营养需求，还能增加宝宝的免疫力，让宝宝少生病，这对宝宝以后的健康非常重要。"

（如果妈妈对奶水是否充足、喂奶姿势或宝宝含乳有任何疑虑，则和妈妈一起回顾母乳喂养时的常见问题及处理办法。）

如果她没有在一小时内开始母乳喂养，但现在在母乳喂养

"表现不错。尽管你没有在宝宝刚出生后立刻喂母乳，但是宝宝现在能吃到妈妈的奶也是很幸福的。我们以前讲过妈妈的乳汁里面含有宝宝需要的所有营养，还含有能够抵抗病菌的免疫物质，而且通过哺乳不仅能促进你们母子（女）间的感情，还有助于你身体的恢复。继续保持！"

（如果妈妈对奶水是否充足、喂奶姿势或宝宝含乳有任何

如果她没有立即开始母乳喂养，且目前仍没有在母乳喂养

进一步询问妈妈："你现在还可以给宝宝喂母乳呢，想不想试一试？"

（如果妈妈想试一试，要鼓励她，表扬她，并且告诉她：

- 在刚开始给宝宝母乳喂养的时候，宝宝需要一段时间来学习吃母乳，因此你需要有足够的耐心，让他/她重新吃母乳；
- 我可以帮助你；
- 当宝宝愿意吃母乳时，你就成功了一半。后面只要宝宝表现出要吃奶的时候，你就立刻用母乳喂养你的宝宝，两个乳房换着多喂他/她几次，这样你就会逐渐分泌足够的乳汁让宝宝吃饱；
- 在试着母乳喂养的时候，如果宝

| | 疑虑,则和她一起回顾母乳喂养时常见问题及处理办法。) | 宝表现出烦躁、抗拒吃奶,你需要安抚他/她,在迫不得已的时候可以添加一些配方奶,并合理地喂给宝宝。) |
|---|---|---|

询问 4:可以让我看一下你是怎么喂奶的吗? 我需要确保你用了正确的喂奶姿势,可以吗? 因为错误的姿势会让你感到很累,也会影响到宝宝吃奶。你现在可以把宝宝抱过来喂奶吗? 我看看你是怎么给宝宝喂奶的?

| 如果是肯定回答 | 如果是否定回答 |
|---|---|
| 进一步询问妈妈:"有没有觉得疼痛?"健康专员观察时可以按照顺序检查。具体内容见核心讲解。 | "好的,我会告诉你母乳喂养时应该注意什么,确保你的宝宝能够正确地含乳。" |

✿ 核心讲解 ✿

1. 宝宝身体的位置(宝宝的后脑勺和整个脊椎呈一条直线,且跟妈妈面对面);

2. 宝宝的下巴和妈妈的乳房之间的距离(宝宝的下巴紧贴乳房,整个头部像大人喝水一样后仰,以防堵住鼻子,并保证吞咽顺畅);

3. 嘴巴张开的程度（嘴巴应张到最大）；

4. 乳晕与婴儿的嘴相比（嘴上方露出的乳晕应该比下方多；含住乳头和大部分乳晕，以妈妈的乳头不疼为准）；

5. 嘴唇的位置（下唇向外翻）。

如果发现有姿势不对的地方，比如宝宝身体的位置不正确时，请温和地进行纠正。根据观察到的情况，鼓励妈妈："你已经做得很好了，宝宝也非常舒服。"

还要检查妈妈的姿势是不是放松，如果发现妈妈的肩膀耸起抬到耳朵位置，要提醒她肩膀放松。如果发现妈妈抱着宝宝时腰部或胳膊没有支撑，就问问她有没有枕头或毯子，抱着宝宝时她可以用枕头或毯子来支撑腰部和胳膊。

 询问 5：宝宝吃完奶之后，你/家人给他/她拍嗝吗？

| 如果是肯定回答 | 如果是否定回答 |
|---|---|
| 你做得非常棒！宝宝吃奶时会吸入一些空气，这会让宝宝感到不舒服，变得烦躁，也会引起宝宝打嗝，甚至吐奶。 | 我们每次给宝宝喂完奶后，千万不能直接把宝宝放到床上或者平卧抱在怀里，一定要竖抱起来给宝宝拍嗝。宝宝吃奶时会吸入一些空气，这会让宝宝感到不舒服，变得烦躁，也会引起宝宝打嗝，甚至吐奶。 |

第四章　新生儿1月龄课程　**107**

## ✿ 核心讲解 ✿

所以我们每次喂完奶后，要给宝宝拍嗝。具体方法如下：

边观察、边纠正（用鼓励、表扬的语气），将宝宝直立抱起，让他/她的头靠在大人的肩上，大人的上半身稍后仰，让宝宝斜趴在大人的身上。一只手护住宝宝的腰，一只手轻拍其背部。如果宝宝不打嗝，可以让他/她多趴一会儿，然后将枕头稍稍垫高，让宝宝右侧躺下，这样可以有效地增加胃排出空气的速度。具体步骤如下：

步骤一：在肩膀上铺条毛巾。

步骤二：一手扶住宝宝的屁股，另一只手托住他/她的脖子，抱起宝宝，让他/她趴在你的身上。要注意：刚出生的宝宝的脖子还立不起来，所以务必用手掌完全托住宝宝的头部和脖子。托住宝宝的脖子的方式为：张开手掌，以虎口为中心，依序托住宝宝的头、颈、肩。

步骤三：将宝宝的屁股往上抬，让他/她重心前倾，头靠在大人肩膀上的毛巾上，此时可略微调整毛巾的位置。

步骤四：从宝宝的肚脐部位相对的背部位置开始拍，由下而上，慢慢将宝宝体内的空气拍出。

---

知识/态度检查：

本课程结束时，请向妈妈（或妈妈和第二养育人一起）询问以下问题并记录其回答：

0—6月龄的宝宝需要吃什么或喝什么？为什么？

（1）母乳即可。

（2）母乳是宝宝最好的食物，可提供宝宝需要的所有营养。为0—6月龄婴儿喂水、其他液体或食物可能导致宝宝腹泻。

## ✿ 活动：母乳喂养图示

前六个月纯母乳喂养

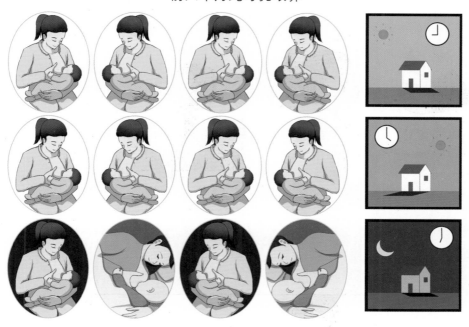

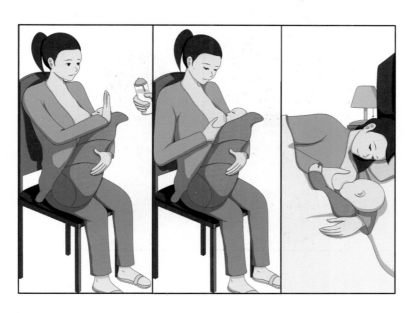

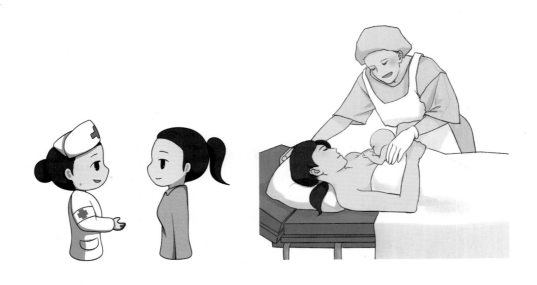

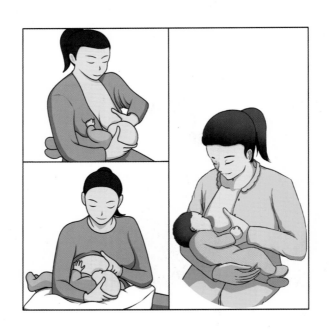

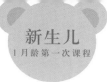

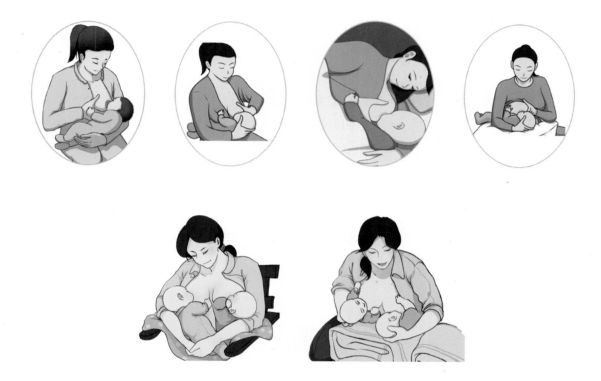

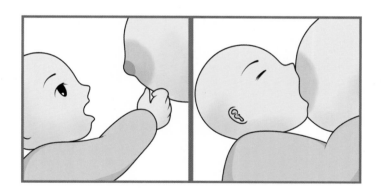

正确含乳的图片：

# 三、新生儿卫生护理

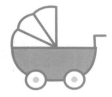

【学习目标】

- 掌握给宝宝洗澡的方法；
- 知道如何护理未脱落的脐带残端；
- 掌握宝宝眼、鼻、耳的护理方法。

 询问 6：你给宝宝用的是纸尿裤吗？能让我看看你是如何给宝宝换纸尿裤的吗？

| 如果是肯定回答 | 如果是否定回答 |
| --- | --- |
| 我们一定要保持宝宝的小屁股的清洁、干爽，勤换纸尿裤，预防尿布疹、湿疹等皮肤病。纸尿裤是非常便利的宝宝尿布，但可千万不能重复使用。 | 我们一定要保持宝宝的小屁股的清洁、干爽。在选择尿布时，一定要用透气、柔软的棉质布料，最好使用原色的。每次要将尿布洗干净，最好能煮沸进行消毒。 |

☆ 核心讲解 ☆

为新手妈妈示范一下如何换纸尿裤。

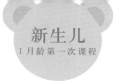
首先,在换纸尿裤前,要在花洒、水龙头等有温热的流动水的设施旁,把新的纸尿裤、小毛巾等准备好。

接着,取下纸尿裤,用小毛巾蘸温水将宝宝的屁股擦干净(女孩从前往后擦拭)。

最后,换上纸尿裤。纸尿裤要宽松,如果宝宝的屁股有红肿可以用护臀霜。

 询问7:你知道怎样给新生儿清洁脐带和身体其他部位吗?

| 如果是肯定回答 🐻✓ | 如果是否定回答 🐻✗ |
|---|---|
| 你做得非常好! | 没关系,我们一起来学习一下。 |

## ✿ 核心讲解 ✿

照顾宝宝时一定要讲卫生。宝宝的免疫力低,如果接触到细菌很容易生病。大人在照顾宝宝时要经常洗手,防止宝宝因为接触细菌而生病。

五个有效的方法可以保持宝宝的清洁和健康:

1. 勤洗手

 ○ 有害细菌可能会使妈妈和宝宝生病,用肥皂洗手可以杀死细菌;

 ○ 在做饭前后、喂宝宝之前、上厕所之后、给宝宝换纸尿裤之后以及接触任何脏东西(如垃圾或粪便)之后,都要用肥皂和清水洗手;

○ 家人或客人抱宝宝之前，一定要求他们用肥皂洗手；

○ 让宝宝远离生病的人，因为他们可能将病菌传给宝宝。

2. 给宝宝洗澡

○ 洗澡对于保持宝宝的清洁很重要，新生儿一周洗澡的次数没有固定的标准，如果天气炎热，可以每天都洗，如果天气比较干燥、寒冷，可以两三天洗一次，每天给宝宝擦擦身体；

○ 在宝宝的脐带脱落之前，不要在澡盆里给宝宝洗澡，要使用柔软的毛巾和温水给宝宝擦身，注意避开脐带附近，切勿搓揉肚脐部位；

○ 水温合适。宝宝的洗澡水温度在38℃—40℃比较合适，宝宝进入澡盆下水前一定要量好水温，用手肘或者手腕内侧试试水温，中途往澡盆里加热水时先把宝宝抱出来，以免烫到宝宝；

○ 给宝宝洗澡时不要让宝宝独处，哪怕几秒钟也不可以，因为如果无人看管，宝宝可能有溺水的危险！

*给宝宝洗澡的物品准备及操作步骤可参见《0—3岁婴幼儿保育指导手册》第二章第十节。*

3. 清洁宝宝的眼睛、鼻子和耳朵

○ 在护理宝宝之前，一定先用肥皂洗手，这是保护宝宝远离细菌最重要的方法。

○ 眼屎的清理。用蘸清水的棉球或毛巾从宝宝的内眼角（靠鼻根的眼角）轻轻向外擦拭。擦干净一只眼睛后，要把毛巾换一面或者换个新棉球去擦另一只眼睛。

○ 清洁耳朵时只清洁表面即可。不要用棉签给宝宝掏耳朵。如果宝宝发热、爱哭闹、耳道里有液体流出，这可能是感染——请一定带宝宝看医生。

○ 如果宝宝因为鼻孔堵塞而呼吸困难，请及时咨询医生。

*清洁宝宝的眼睛、鼻子和耳朵的物品准备及操作步骤可参见《0—3岁婴幼儿保育指导手册》第二章第一节至第三节。*

4. 清洁脐带

● 宝宝的肚脐上有个脐带根。这个脐带根会变黑、萎缩，最后脱落，通常需要一到两周。要等着它自己掉下来，千万不要用手拽。

- 记住脐带脱落之前只能给宝宝擦洗身体,毛巾要避开肚脐的周围。不能把宝宝放到澡盆里。
- 在脐带脱落前,我们每天都要给宝宝清洁脐窝和脐带根部。
  - 开始清洁前一定要用肥皂洗手。
  - 用棉签蘸上医用酒精,仔细擦拭脐窝和脐带根部。
  - 用一根新的酒精棉签从脐窝中心向外画圈,一定要擦到脐带根部和肚脐连接的地方。
  - 穿纸尿裤时,要让脐带根露在外面,这有助于保持局部干燥,预防感染。

*清洁宝宝脐带的物品准备及操作步骤可参见《0—3岁婴幼儿保育指导手册》第二章第九节。*

- 观察肚脐是否有感染症状,包括:
  - 有异味;
  - 周围皮肤发红;
  - 脐带根部流出黄色液体;
  - 宝宝发热。
- 如果妈妈认为宝宝的脐带已被感染,请去看医生。
- 如果出生3周后宝宝的脐带还没有脱落,请去看医生。
- 如果宝宝哭闹时肚脐部位出现小鼓包,请去看医生。

知识/态度检查

本课程结束后,请向妈妈(或妈妈和第二养育人)询问以下问题:

1. 你能告诉我什么时候需要洗手吗?

(1)喂宝宝之前、处理生食后、上厕所后、给宝宝换纸尿裤之后以及接触到任何脏东西(如垃圾或粪便)之后。

(2)家人或客人抱宝宝之前,也要求他们用肥皂洗手。

2. 你能描述清洁脐带时要采取的步骤吗?

(1)开始清洁前一定要用肥皂洗手;

（2）用棉签蘸上医用酒精，仔细擦拭脐窝和脐带根部；

（3）用一根新的酒精棉签从脐窝中心向外画圈，一定要擦到脐带根部和肚脐连接的地方；

（4）穿纸尿裤时，要让脐带根露在外面，这有助于保持局部干燥，预防感染；

（5）千万不要用手拽脐带。

# 第二节　新生儿1月龄第二次课程

## 一、养育人心理调适

### 【学习目标】

- 找出与宝宝出生有关的消极想法；
- 知道两种健康、积极的想法从而改变消极的想法。

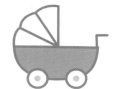

### 【课程介绍】

　　上一次，我们讨论了成为妈妈是否会有很大的挑战性。宝宝的出生是你生活中的一个重大变化。今天，我们讨论一下成为妈妈后可能会遇到的一些困难以及刚开始几周可能会有的一些消极想法。现在我们讨论一下怎样来改变这些消极想法。

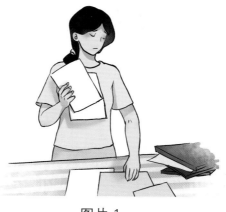

图片 1

图片 1 中的妈妈："我已经有太多事情要做了,我不能因为担心自己的健康而变得烦恼。"

让妈妈认真地看图片 1 并读出图片 1 底下的文字。

告诉妈妈:

在宝宝出生后妈妈感到不知所措是很正常的,但如果妈妈一直感到不知所措,可能慢慢就不正常了。有时候简单的事情(照顾自己的身体、精神健康)都会让自己感到困难。

询问:你有过相同的感受吗?

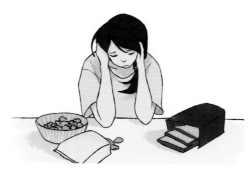

图片 2

图片 2 中的妈妈:不关心自己的健康,没有获得充足休息或没有均衡饮食。

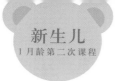

让妈妈认真地看图片 2 并读出图片底下解释的文字。

讨论一下这些问题是怎样让妈妈感到沮丧和无助的。

告诉妈妈：

不知所措及不关心自己的健康，这对新手妈妈来说是正常的。

有了宝宝，你感觉没有时间再考虑自己的需要和健康方面的问题。

但时间一长，如果你认为自己的需要不重要从而不好好照顾自己，这可能对你和宝宝的健康都有害。

尽早地知道自己的思维方式和相关感受都很重要，这样可以改变下面的行为和后果。

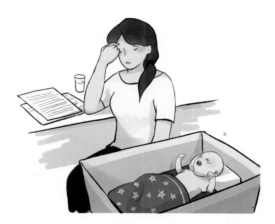

图片 3

图片 3 中的妈妈：由于感到疲倦和虚弱从而很难照顾宝宝。

让妈妈认真地看图片 3 并读出图片底下的文字。

讨论这种心态的后果。

告诉妈妈：

认为妈妈的需要并不重要而将宝宝的需要始终放在第一位的想法，可能导致妈妈感到疲倦和虚弱，从而导致妈妈很难照顾好宝宝。

即使把宝宝放在第一位，妈妈也必须照顾好自己。如果妈妈不健康，宝宝的健康状况也会受到影响。

询问：你有过类似的想法吗？这样的想法有哪些？

如果有必要，请告诉妈妈一些不健康想法的例子，比如：

我太累了，脑子不好使，做事没效率；

其他人应该对我的健康负责；

我的健康已经不在我的掌控之中了；

我还没准备好成为一名好妈妈……

告诉妈妈：这些感觉很正常。找出这些消极的想法是为了将其转变为更加健康和积极的想法。现在，我们讨论一下怎样改变这些消极思想，获得更健康的想法。

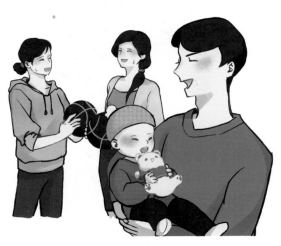

图片 4

图片 4 中的妈妈："如果我每天能在健康方面多花一点时间，我会保持强健的身体，做好家务等琐事。"

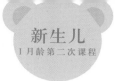

让妈妈认真地看图片4并读出图片底下的文字。讨论图片4中的妈妈的想法是不是比图1中的妈妈的想法更健康。

告诉妈妈：

妈妈每天为自己花些时间是好事。你可以小睡或休息一下。

你也可以花时间思考、看看书或走一走。

为自己花时间可以让你更快地从产后恢复过来，得到充分的休息，照顾好自己。

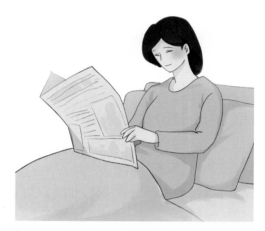

图片5

图片5中的妈妈："花点时间为自己的健康着想，要放松自己。"

让妈妈认真地看图片5并读出图片底下的文字。

告诉妈妈：

虽然看起来没有多的时间来照顾自己，但是通过向朋友和家人寻求帮助，你可以有时间考虑自己的健康或满足自己的需要。你可以在宝宝小睡后让你的家人帮忙照看，然后自己出去走一走。或者，你可以在宝宝午睡时休息一会儿。

询问：怎样与家人一起克服这些困难？为了妈妈的健康值得花这些时间吗？为什么？

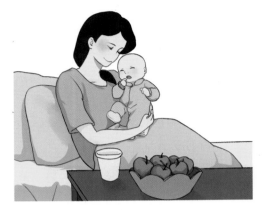

图片 6

图片 6 中的妈妈："有了健康的身体才能更好地照顾宝宝和满足其他的生活需要。"

让妈妈认真地看图片 6 并读出图片底下的文字。

告诉妈妈：

不能有"要么全做要么不做"的极端想法。

即使很小的变化（例如本次活动中讨论的变化）也会对整个家庭的健康产生重大影响。

你不需要考虑做重大改变，只需要花一些时间做一些小改变就很好。就像我在之前跟你讲的例子，你可以在宝宝午睡时休息一会儿。

现在我们来讨论一下之前关于妈妈个人健康的消极想法。

问妈妈：

你对自己的健康有消极的想法吗？这些消极想法是什么？

你能想到用一些积极的想法代替这些消极的想法吗？

如果妈妈一个想法也想不到，提醒妈妈以下想法：

（尽我所能）每天做一点，比什么也不做光担心更有用。

我有责任找出自己健康状况下降的早期表现,尽早寻求帮助,这有助于医生帮助我解决问题。

在这种情况下,我应该尽力为我的宝宝做些事。

告诉妈妈:将消极的想法转变为积极的想法是有可能的。有了积极的想法就会带来积极的行动。我们会继续通过这个课程指导并帮助妈妈树立健康的信念。

知识/态度检查:

本课程结束时,请向妈妈(或妈妈和第二养育人一起)询问以下问题并记录其回答:

1. 你可以说出自从宝宝出生以来你对自己或宝宝的两个消极想法吗?

略。

2. 你可以用哪两个积极的想法来取代你刚才说的那两个消极想法吗?

略。

## 二、母乳喂养妈妈的饮食注意事项

【学习目标】

• 知道在母乳喂养期间应该吃多样化的食物;

• 知道在母乳喂养期间没有不能吃的食物。

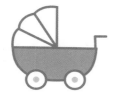

【课程介绍】

(如果妈妈现在给宝宝喂母乳,则需讲解以下内容。)

在上一次的课程中,我们谈到了多吃饭、多喝水对维持母乳充足的重要性。今天,我们将讨论妈妈饮食的多样化对母乳喂养的重要性。

## ✿ 妈妈哺乳期推荐食物类别知识回顾 ✿

- 妈妈在哺乳期间容易感到饥饿是正常的；

- 除正餐外，妈妈每天可以有两顿加餐；

- 适合妈妈的食物类别有：

  ◇ 谷类和薯类；

  ◇ 蔬果类；

  ◇ 肉禽蛋鱼类；

  ◇ 奶类、豆类、坚果类；

  ◇ 食用油、食用盐。

 询问 1：你知道哺乳期的饮食应该注意什么吗？

| 如果是肯定回答 | 如果是否定回答 |
|---|---|
| 你做得非常好。 | 我们一起来了解一下。 |

### ✿ 核心讲解 ✿

- 因为母乳的主要成分是水，所以妈妈除了要多吃有营养的食物，还要多喝水，才能保证给宝宝提供充足的乳汁。

- 和茶、咖啡、果汁以及其他饮料相比，喝水是最合适的，因为喝水不会让妈妈摄入一些额外的物质，比如咖啡因和糖，这些物质可能会令宝宝感到烦躁不安。
- 给宝宝哺乳时，妈妈可以随时喝水，这样才能有效避免因身体缺水而影响乳汁的分泌。
- 请记住，无论妈妈吃什么或喝什么都会通过母乳传给婴儿。

请提醒妈妈："还记得我几个月前给你讲的课程里有提到你应该吃什么的相关内容吗？在你母乳喂养的时候仍然可以参考那些内容。"

知识/态度检查：

本课程结束后，请向妈妈（或妈妈和第二养育人一起）询问以下问题：

哪些食物是妈妈在哺乳期间不能吃的？

除非你的宝宝对你吃过的某些食物有过敏，否则你在母乳喂养时可以吃任何食物。当然，母乳喂养的妈妈应该避免饮酒、用药或吸烟。

## 三、母乳喂养支持和疑难解答

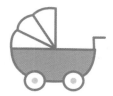

【课程介绍】

希望你和宝宝一切顺利！希望你和宝宝能吃得好，睡得好。今天，我要跟你简单聊聊，了解一下你母乳喂养的情况。

询问 2：你隔几个小时喂一次宝宝？

| 如果回答是"每天 8—12 次"或"当宝宝想要吃奶时"  | 如果不是"每天 8—12 次"或"当宝宝想要吃奶时" |

如果回答是"每天 8—12 次"或"当宝宝想要吃奶时" ✓

告诉妈妈："你做得很对。宝宝最清楚自己什么时候要吃奶。"

然后，阅读以下内容：

- 当宝宝表现出饿了的时候，宝妈应该进行母乳喂养。

- 从宝宝出生开始经常母乳喂养可以帮助宝宝学会含乳，并有助于预防宝妈乳房肿胀和其他并发症。

- 出生后 3 天内，做到每天进行多次母乳喂养，每天 8—12 次，必要时唤醒嗜睡的宝宝。如果宝宝在出生后第二天仍然嗜睡，就可以用手挤一些初乳，通过硅胶软勺喂给宝宝。

- 不要给 6 个月内的宝宝喝除母乳外的任何东西。如果宝宝喝了别的东西，比如水、米汤、葡萄糖水，宝宝的吃奶量会减少，吃奶次数不够，就会导致妈妈的产奶量变少。

如果不是"每天 8—12 次"或"当宝宝想要吃奶时" ✗

"接下来我给你说一下正确的方法。"

阅读以下内容：

- 每次宝宝要吃奶时，妈妈都应该按需进行母乳喂养（按需的含义是指宝宝会有一些好像在寻找乳房的表现：身体左右扭动；摇摆着头左右寻找；吐舌头准备吃奶；吃自己的手。这个时候妈妈就需要给他/她喂奶了；宝宝吃饱后会自己松开妈妈的乳头，不需要妈妈去主动中断宝宝吃奶）。

- 按需喂养有助于妈妈分泌足够的乳汁，同时也能避免妈妈出现涨奶或者堵奶等问题。

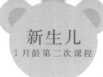
✿ 核心讲解 ✿

- 宝宝出生几天之后，大多数宝宝每天需要喂很多次奶，大约每天 8—12 次。这是非常常见的，多次按需母乳喂养能让妈妈分泌更多的奶，保证宝宝吃饱。

- 母乳喂养越来越规律之后，8—12 次的次数可以作为参考，这个时候妈妈也越来越能分清宝宝什么时候需要吃奶，做到一直按需喂养就能很好地喂养宝宝。

- 大多数情况下，哭是宝宝已经非常饥饿的信号，要按婴儿早期的饥饿信号进行母乳喂养，"按需"而不是"按哭"。

- 婴儿饥饿的早期迹象有：

  ○ 身体左右扭动；

  ○ 摇摆着头左右寻找；

  ○ 吐舌头准备吃奶；

  ○ 啃自己的手。

 询问 3：如果担心宝宝没吃饱，应该怎么观察？

可以观察宝宝的大小便，前七天宝宝的大小便变化如下图所示，七天之后宝宝的小便次数达到每天 8 次以上就表示喂养母乳量充足。

| 日龄 | 小便次数 | 大便次数 | 大便颜色 |
| --- | --- | --- | --- |
| 第一天（出生日） | ▢ | ▉ | 黑色 |
| 第二天 | ▢▢ | ▉▉ | 黑色或墨绿色 |
| 第三天 | ▢▢▢ | ▉▉▉ | 棕、黄绿、黄 |
| 第四天 | ▢▢▢▢ | ▉▉▉▉ | 棕、黄绿、黄 |
| 第五天 | ▢▢▢▢▢ | ▢▢▢▢ | 黄色 |
| 第六天 | ▢▢▢▢▢▢ | ▢▢▢▢ | 黄色 |
| 第七天 | ▢▢▢▢▢▢ | ▢▢▢▢ | 黄色 |

说明：产后1-7天，主要观察宝宝的小便次数（无色或浅黄色）和大便次数和颜色，可以判断宝宝是否摄入足够的母乳。低于上述次数或者颜色明显偏离的，应及时与医护人员联系。

本课程结束时，请向妈妈（或妈妈和第二养育人一起）询问以下问题并记录其回答：

1. 按需母乳喂养需要做到哪些要求？

（1）宝宝能吃多少就喂多少。

（2）你的宝宝最清楚自己什么时候想吃奶，所以在母乳喂养时应对宝宝的信号作出反应。

2. 你是按需要母乳喂养吗？

是。

3. 家里其他成年人支持妈妈母乳喂养的方式有哪些？

（1）鼓励妈妈在宝宝出生后立即母乳喂养，最晚不要超过一个小时。

（2）鼓励妈妈给宝宝喂初乳（浓稠而不太多，但是能满足刚刚出生宝宝的需求）。

（3）妈妈在给宝宝喂母乳的时候可以给她一个枕头或者小板凳作为支撑，也可以给正在喂母乳的妈妈一些水喝。

（4）妈妈在母乳喂养的时候需要你们的鼓励和支持，可以说："宝宝吃奶真可爱"，不要质疑妈妈的奶水不够。

## 四、宝宝脐带护理知识回顾，指甲修剪与排便观察

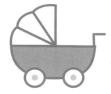

【学习目标】

- 知道如何为宝宝修剪指甲；
- 知道在宝宝大小便后如何护理宝宝。

### ✿ 新生儿脐带护理知识回顾 ✿

- 宝宝脐带根需要一到两周时间自己脱落，切记不要用手拽；
- 脐带根脱落之前只能给宝宝擦洗身体，不要洗澡；
- 在脐带根脱落前，每天给宝宝清洁脐窝和脐带根部；
- 遇到以下问题时，尽快带宝宝去看医生：

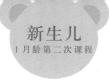

◇ 脐带根感染,表现包括：有异味;周围皮肤发红;脐带根部流出黄色液体;

◇ 宝宝发热;

◇ 出生3周后脐带还没有脱落;

◇ 宝宝哭闹时肚脐部位出现小鼓包。

 询问4：你知道如何给宝宝修剪指甲吗?

| 如果是肯定回答 | 如果是否定回答  |
|---|---|
| 你做得非常好! | 没关系,我们一起学习一下。 |

经常修剪宝宝的指甲：

• 要将宝宝的指甲修剪整齐,以免他/她抓伤自己——修剪指甲的最佳时间是宝宝睡着的时候。

• 给宝宝修剪指甲前一定要先洗手。

• 如果可以,请使用宝宝专用指甲钳。不要将指甲剪得太短,太短可能会伤到宝宝。

• 有时宝宝的手指甲或脚指甲周围可能会出现发红或肿胀现象,请咨询医生。

<u>修剪宝宝的指甲的物品准备及操作步骤可参见《0—3岁婴幼儿保育指导手册》第二章第八节。</u>

询问5：还记得我们说过要了解和检查宝宝的大小便情况吗？
你有看到宝宝的大小便有任何变化吗？

无论怎样回答，都统一进行以下讲解。

## ✧ 核心讲解 ✧

核心讲解：让妈妈描述一下宝宝的大小便的一般颜色和频率，然后提醒她：

- 新生儿每天排尿和次数较高，这表明宝宝获得了所需的所有液体，随着宝宝年龄的增长，排尿的次数会降低，但一天至少也会发生6—8次。

- 每当宝宝小便时，观察其小便的颜色。尿液颜色会告诉妈妈很多关于宝宝身体是否健康的信息。

- 淡粉色或橙色小便无需担心。颜色较深的小便表明宝宝可能脱水或喂食不足。

- 如果尿液是红色或棕色，且妈妈认为尿液中可能有血或宝宝的精神状态看起来不太好，请立即去看医生。宝宝出生后最初几天的尿液中可能会出现深红色晶体。这是完全正常的，出生后第5天或第6天后这种现象会消失。

- 宝宝首次排便的颜色是深绿色，这是正常的。这是宝宝在离开妈妈的子宫后，在排空他/她的胃和肠道。事实上，深绿色便便可能会持续好几天。

- 此后，妈妈就会看到宝宝的大便的气味和外观慢慢变得正常。

- 正常排便的次数跨度较大。每天3次和每周3次之间的排便次数都是正常的。*宝宝的大小便的正常及异常情况详细说明可参见《0—3岁婴幼儿保育》第三章第四节。*

- 新生儿腹泻很难分辨，因为他们的排便次数也很高。如果妈妈看到宝宝的粪便发生变化，如突然变多、有奶瓣儿或水样便，则可能是腹泻症状。

- 腹泻会导致脱水,因此如果持续腹泻,请一定去看医生。脱水的表现包括:
  - 少尿;
  - 不安或烦躁;
  - 口干;
  - 宝宝啼哭时没有眼泪;
  - 嗜睡或反应迟钝;
  - 宝宝头顶的囟门凹陷明显;
  - 皮肤不像往常那样有弹性(轻轻捏和松开时不能弹回)。
- 如果妈妈发现上述任何表现,请去看医生。

宝宝腹泻的表现、护理办法、预防措施等可参见《0—3岁婴幼儿保育》第五章第二节。

- 重要的是,当宝宝小便或大便时,请记住:
  - 准备专用的小便和大便盆,然后及时清理,并将小便或大便倒入马桶。
  - 清洁宝宝的生殖器部位(如果是女孩,从前到后清洗)。
  - 如果妈妈看到宝宝屁股有任何皮肤发红的表现,可以在屁股上抹上香油或护臀霜。
  - 清理后用肥皂洗手。

宝宝便后清洁所需物品及详细操作步骤可参见《0—3岁婴幼儿保育指导手册》第三章第三节。

**知识/态度检查:**

本课程结束时,请向妈妈(或妈妈和第二养育人一起)询问以下问题并记录其回答:

1. 你知道清洁脐带的步骤吗?

(1)处理脐带之前,一定要用肥皂洗手,并尽可能地避免碰触脐带。

(2)用清水保持肚脐区域清洁。

(3)确保脐带残端干燥。

(4)在脐带脱落之前只能给宝宝擦洗身体,尽量避开肚脐周围。不能把宝宝放到澡盆里。

(5)尽量不要用衣服或尿布遮住脐带残端。

(6)切记不要用手把脐带拽下来!

2. 你应该如何正确地处理宝宝的排泄物?

（1）如果她正在使用纸尿裤,请将纸尿裤扔掉之前先将排泄物倒入马桶中,以减少气味和细菌,然后将纸尿裤扔到指定的垃圾桶中。如果使用的是尿布,请确保将排泄物倒入厕所。洗尿布所用的水也应该倒入厕所。

（2）如果不使用尿布或纸尿裤,则为宝宝准备专用的小便和大便盆,然后及时清理。

## 五、预防宝宝呼吸道感染

【学习目标】
- 知道三种预防呼吸道感染的方法。

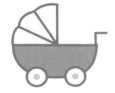

【课程介绍】
　　虽然母乳喂养的宝宝呼吸道感染的风险低于配方奶喂养的宝宝,但注意预防宝宝呼吸道感染也是非常重要的。接下来,我们将讨论呼吸道感染,帮助你预防宝宝呼吸道感染。

 询问 6：你知道如何预防宝宝呼吸道感染吗?

| 如果是肯定回答 ☺✓ | 如果是否定回答 ☹✗ |
| --- | --- |
| 告诉她,那很好,并请她举个例子。如果她说错了或说的内容不包括以下几点,则提醒她。 | 告诉她预防宝宝呼吸道感染的一些方法。 |

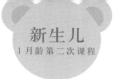
❀ 核心讲解 ❀

- 宝宝免疫力低,如果家里有人感冒了,宝宝很容易被传染。
- 请感冒、咳嗽或发热的人远离宝宝。
- 如果养育人生病了,照顾宝宝时要戴口罩。
- 给宝宝喂奶,和宝宝玩之前,都要用肥皂洗手。
- 减少家中的空气污染。不要在屋子里抽烟,以免宝宝受到二手烟的伤害。做饭时做好厨房和房间的通风工作。
- 纯母乳能增强宝宝的免疫力,请至少母乳喂养到宝宝 6 个月。
- 母乳喂养的妈妈如果感冒,在不吃药的情况下,可以戴口罩继续哺乳。如果症状严重请去看医生。
- 如果发现宝宝呼吸困难或吸气时胸腔下陷,请立即带宝宝去看医生

宝宝呼吸道感染表现、护理方法、预防措施等可参见《0—3 岁婴幼儿保育》第五章第一节。

 询问 7:宝宝的身边经常有人抽烟吗?

| 如果是肯定回答 🐨✓ | 如果是否定回答 🐨✗ |
| --- | --- |
| 请妈妈告诉他们不要在宝宝的身边抽烟,也可以晚点再抽或出去抽烟。 | 先肯定,再强调远离烟雾对宝宝肺部的发育很重要。 |

远离烟雾对宝宝肺部的发育很重要。烟雾中含有毒物,会降低宝宝的肺部抵抗力,导致肺炎、支气管炎和其他呼吸道感染等问题。如果妈妈和宝宝在一起的时候有人在旁边抽烟,请尽量与他们保持距离或靠近新鲜空气源,如窗户处。

以下列出了一些说服别人不要在宝宝身边抽烟的说法:

- "宝宝被烟呛得多难受啊,而且二手烟会伤害宝宝的肺。"
- "我知道你也关心宝宝的健康,请到屋子外面或者其他房间抽烟吧。"
- 你也可以尝试从家中的老人那里获得帮助,让他们说服抽烟者戒烟,或至少禁止他们在宝宝周围抽烟。

烟雾中含有毒物质,会降低宝宝肺部的抵抗力,导致肺炎、支气管炎和其他呼吸道感染等问题。如果你和宝宝在一起的时候有人在旁边抽烟,请尽量与他们保持距离或靠近新鲜空气源,如窗户处。

知识/态度检查:

本课程结束时,请向妈妈(或妈妈和第二养育人)询问以下问题并记下她(他)们的回答:有哪些方法可以预防宝宝呼吸道感染?

(1)让患有感冒/呼吸道疾病或发热的人远离宝宝;

(2)纯母乳喂养;

(3)经常洗手;

(4)减少香烟或做饭时产生的烟雾对室内空气的污染。

## 六、母乳喂养交流，母乳喂养支持和疑难解答

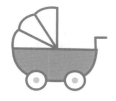

【课程介绍】

我希望随着宝宝的成长，喂养宝宝这件事能越来越简单，并且你家里的其他成年人都支持你给宝宝喂母乳。今天我想知道你在这段时间里喂母乳喂得怎么样，看看你对母乳喂养还有没有什么问题。

 询问8：你目前是在纯母乳喂养宝宝吗？

| 如果是肯定回答 | 如果是否定回答 |
|---|---|
| "那太好了。这意味着你的宝宝正在获得良好的营养并不断增强免疫力。"<br><br>进一步询问妈妈："母乳喂养情况如何？有任何问题或疑虑吗？"<br><br>健康专员操作：倾听，并表示理解妈妈的担忧。如果她担心宝宝得不到足够的食物摄入，问问她担心的原因。 | 进一步询问妈妈："你还有机会重新开始母乳喂养，现在想试试吗？"<br><br>健康专员操作：如果妈妈曾经母乳喂养而后来停止了，询问她停止母乳喂养的原因。如果是因为疼痛，参考母乳喂养时常见乳房问题及处理方法，看看有没有跟妈妈的症状相似的内容，根据该资料给妈妈提供建议。<br><br>如果妈妈还想试一试，要鼓励她，表扬她，并且告诉她：<br>• 在刚开始给宝宝母乳喂养的时候，宝宝需要一 |

告诉她：

- 妈妈常常担心自己的奶水不足，但其实所有妈妈的奶水都可以满足自己孩子的需要。只要你多喝水，在宝宝饿的时候母乳喂养，就应该能分泌足够的母乳。乳房的大小并不会影响母乳的分泌。

- 妈妈在喂奶前，多喝一些水或者肉汤。不要喝咖啡和茶，也要尽量少吃糖，否则分泌出来的乳汁可能会让宝宝失眠，烦躁，或者腹泻。

段时间来学习吃母乳，因此妈妈需要有足够的耐心，去让他/她重新在妈妈的乳房上吃奶。

- 健康专员可以帮助妈妈。

- 当宝宝愿意在妈妈的乳房上吃奶时，妈妈就成功了一半。后面只要宝宝表现出要吃奶的时候，妈妈就立刻用母乳喂养宝宝。用两个乳房换着多喂他/她几次，这样妈妈很快就会分泌出能让宝宝吃饱的乳汁。

- 在试着母乳喂养的时候，如果宝宝表现出烦躁、抗拒吃奶，妈妈需要安抚他/她，迫不得已的时候可以添加一些配方奶，并合理地喂宝宝。

如果妈妈想尝试，让她抱住宝宝。引导她托起乳房，用乳头轻碰宝宝的人中（嘴巴上部）。等到宝宝的嘴巴张到最大时，引导宝宝含住大部分乳晕。另需注意：

1. 宝宝身体的位置：宝宝的头部、背部、臀部为一条直线，面对着妈妈；宝宝的后脑勺和整个脊椎为一条直线，跟妈妈面对面；

2. 宝宝的下巴和妈妈的乳房之间的距离：宝宝的下巴贴着妈妈的乳房，整个头部像大人喝水一样后仰，以防堵住宝宝的鼻子，并保证其吞咽顺畅；

3. 嘴巴张开程度：宝宝的嘴巴应张到最大；

4. 乳晕与宝宝的嘴相比：宝宝上唇处露出的乳晕比下唇多；含住乳头和大部分乳晕，以妈妈的乳头不疼为准；

5. 嘴唇的位置：宝宝的下唇向外翻。

如果发现有姿势不对的地方，比如宝宝的身

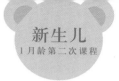
体位置不正确,请温和地进行纠正。根据观察到的情况,鼓励妈妈"你已经做得很好了,宝宝也非常舒服"。

另外,还要检查妈妈的肩膀是不是放松,是不是抱着宝宝时承受了宝宝所有的重量。如果是,问问她有没有枕头或毯子,抱着宝宝时她可以用枕头或毯子来支撑自己的腰部或胳膊。

如果妈妈不愿意母乳喂养,则跳过下面的两个问题。

 询问9:母乳喂养时,你感到疼痛吗?

### 如果是肯定回答 😊✓

(询问是否有乳头疼痛、涨奶、乳房肿胀或局部压痛,肩部或背部疼痛等现象)

如果妈妈对疼痛的描述符合母乳喂养时常见乳房异常及处理方法中提到的症状,建议她试着采取对应的措施。并且告诉她母乳喂养的大部分疼痛问题都可以通过调整哺乳姿势来解决。如果疼痛现象还是没有缓解,请咨询医生或护士。

### 如果是否定回答 😊✗

(询问是否有乳头疼痛、涨奶、乳房肿胀或局部压痛,肩部或背部疼痛等现象)

告诉妈妈:"那很好。请继续保持,记得多喝水,确保你母乳喂养的时候有个舒服的姿势。"

**如果是肯定回答**

健康专员操作：与妈妈和第二养育人（或其他家庭成员）谈论支持母乳喂养的重要性。

告诉她们："如果家里面的人支持妈妈母乳喂养，宝宝六个月前吃纯母乳就会容易得多。"

以下是第二养育人（或其他家庭成员）支持妈妈母乳喂养的一些方法。第二养育人在妈妈母乳喂养期间对妈妈的支持非常重要，可以确保宝宝在早期获得充足的营养。第二养育人可以：

- 鼓励妈妈在宝宝出生后立即母乳喂养，最晚不要超过一个小时；

- 鼓励宝宝吃到妈妈的初乳（浓稠而不太多，但是能满足刚出生宝宝的需求）；

**如果是否定回答**

询问妈妈："那家里有支持你喂母乳的人吗？"

如果有，询问她："那你可以跟他/她聊聊怎么给你提供支持吗？"如果没有，则询问她："家附近的邻居能否提供支持？"

讨论："你可以跟你关系很好的邻居聊一聊，说你想要母乳喂养，看她能不能时不时地关照一下你？"

询问其他人："你觉得应该给宝宝喂母乳吗？"

如果他们的回答为"是"，告诉他们：

- 太好了！母乳喂养对宝宝和妈妈还有整个家庭都非常好，有身边人的帮忙，妈妈喂奶会容易很多。

- 早期宝宝吃奶比较频繁、时间比较久，妈妈就没有太多时间做其他的事情，身边人帮忙做一些家务会让宝宝吃到足够的奶。

- 妈妈在喂奶的时候经常会觉得口渴，可以在妈妈喂奶的时候给她一些水或者小吃，这样

- 妈妈在给宝宝喂母乳的时候可以给她一个枕头或者小板凳作为支撑，也可以给正在喂母乳的妈妈喝一些水；
- 妈妈在母乳喂养的时候需要身边人的鼓励和支持，可以说："宝宝吃奶真可爱"，不要质疑妈妈的奶水不够。

都有助于妈妈产奶。

如果他们的回答为"否"，告诉他们：

- 如果宝宝能在 6 个月前只吃妈妈的奶，对他/她长身体、大脑发育、抵抗力增强等，都非常重要。如果身边人能支持妈妈喂母乳，还能为家庭节省买配方奶的钱。母乳非常安全、健康、卫生，如果能让宝宝吃到母乳，宝宝会更加聪明和健康！
- 妈妈给宝宝喂母乳，也可以让她生产后的身体很快得到恢复。因为妈妈身体里帮助妈妈产奶的物质也可以让妈妈的子宫得以恢复。这就是为什么有一些刚刚生完宝宝的妈妈在喂奶的时候会肚子疼，这是子宫在恢复的表现。

知识/态度检查：

本课程结束时，请向妈妈（或妈妈和第二养育一起）询问以下问题并记录其回答：

1. 有哪些方法可以缓解妈妈乳房涨奶的现象？

（1）保持正确的哺乳姿势。

（2）多次母乳喂养。

（3）轻轻按摩乳房，让乳汁流动。

（4）用手挤奶。

2. 判断对错：乳房大小决定了你的宝宝是否可以通过母乳喂养来获得足够的食物？
错。

3. 你是按需纯母乳喂养吗？

略。

# 七、卫生、脐带护理和排便

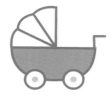

**【学习目标】**

- 至少知道三种需要洗手的情况，以确保宝宝的健康；
- 知道新生儿和宝宝便便的次数、黏稠度以及颜色；
- 知道如何正确地处理宝宝的排泄物。

## ✦ 核心讲解 ✦

问妈妈是否有疑虑，问她还记得之前卫生访谈中的哪些内容。必要时，请提醒妈妈以下内容：

1. 勤洗手

   - 有害细菌可能会使妈妈和宝宝生病，用肥皂洗手可以杀死细菌。
   - 在做饭前后、喂宝宝之前、上厕所之后、给宝宝换纸尿裤之后以及接触任何脏东西（如垃圾或粪便）之后，都要用肥皂和清水洗手。
   - 家人或客人抱宝宝之前，一定要求他们用肥皂洗手。
   - 让宝宝远离生病的人，因为他们可能将病菌传给宝宝。

2. 给宝宝洗澡

   - 洗澡对于保持宝宝的清洁很重要，新生儿一周洗澡的次数没有固定的标准，如果天气炎热，可以每天都洗，如果天气比较干燥、寒冷，可以两三天洗一次，每天给宝宝擦擦身体。
   - 在宝宝的脐带脱落之前，不要在澡盆里给宝宝洗澡，要使用柔软的毛巾和温水给宝宝擦身，注意避开脐带附近。请勿搓揉肚脐部位。
   - 水温合适。宝宝的洗澡水温度在38℃—40℃比较合适，宝宝进入澡盆下水前一定要量好水温，用手肘或者手腕内侧试试水温，中途往澡盆里加热水时先把宝宝抱出来，以免烫到宝宝。

○ 给宝宝洗澡时不要让宝宝独处，哪怕几秒钟也不可以，因为如果无人看管，宝宝可能有溺水的危险！

*给宝宝洗澡的物品准备及操作步骤可参见《0—3岁婴幼儿保育指导手册》第二章第十节。*

3. 清洁宝宝的眼睛、鼻子和耳朵

○ 在护理宝宝之前，一定先用肥皂洗手。这是保护宝宝远离细菌最重要的方法。

○ 眼屎的清理。用蘸清水的棉球或毛巾从宝宝的内眼角（靠鼻根的眼角）轻轻向外擦拭。擦干净一只眼睛后，要把毛巾换一面或者换个新棉球去擦另一只眼睛。

○ 清洁耳朵时只清洁表面即可。不要用棉签给宝宝掏耳朵。如果宝宝发热、爱哭闹、耳道里有液体流出，这可能是感染——请一定带宝宝看医生。

○ 如果宝宝因为鼻孔堵塞而呼吸困难，请咨询医生。

*清洁宝宝的眼睛、鼻子和耳朵的物品准备及操作步骤可参见《0—3岁婴幼儿保育指导手册》第二章第一至三节。*

4. 经常修剪宝宝的指甲

○ 要将宝宝的指甲修剪整齐，以免他/她抓伤自己——修剪指甲的最佳时间是宝宝睡着的时候。

○ 给宝宝修剪指甲前一定要先洗手。

○ 如果可以，请使用宝宝专用指甲钳。不要将指甲剪得太短，太短可能会伤到宝宝。

○ 有时宝宝的手指甲或脚指甲周围可能会出现发红或肿胀现象，请咨询医生。

*修剪宝宝的指甲的物品准备及操作步骤可参见《0—3岁婴幼儿保育指导手册》第二章第八节。*

5. 清洁脐带

• 宝宝的肚脐上有个脐带根。这个脐带根会变黑、萎缩，最后脱落，通常需要一到两周。要等着它自己掉下来，千万不要用手揪。

- 记住脐带脱落之前只能给宝宝擦洗身体，毛巾要避开肚脐周围。不能把宝宝放到澡盆里。
- 在脐带脱落前，我们每天都要给宝宝清洁脐窝和脐带根部。
  - 开始清洁前一定要用肥皂洗手。
  - 用棉签蘸上医用酒精，仔细擦拭脐窝和脐带根部。
  - 用一根新的酒精棉签从脐窝中心向外画圈，一定要擦到脐带根部和肚脐连接的地方。
  - 穿纸尿裤时，要把肚子前的部分折叠起来，让脐带根露在外面，这有助于保持局部干燥，预防感染。

*清洁宝宝脐带的物品准备及操作步骤可参见《0—3岁婴幼儿保育指导手册》第二章第九节。*

- 观察肚脐是否有感染症状，包括：
  - 有异味；
  - 周围皮肤发红；
  - 脐带根部流出黄色液体；
  - 宝宝发热。
- 如果妈妈认为宝宝的脐带已被感染，请去看医生。
- 如果出生3周后宝宝的脐带还没有脱落，请去看医生。
- 如果宝宝哭闹时肚脐部位出现小鼓包，请去看医生。

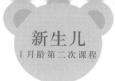

询问 11：还记得我们说过要了解和检查宝宝的大小便情况吗？
你有看到宝宝的大小便有任何变化吗？

无论怎样作答，都统一进行以下讲解。

❖ 核心讲解 ❖

让妈妈描述一下宝宝大小便的一般颜色和频率，然后提醒她：

- 新生儿每天排尿次数较高，这表明宝宝获得了所需的所有液体，随着宝宝年龄的增长，排尿的次数会减少，但一天至少也会发生 6—8 次。
- 每当宝宝小便时，观察其小便的颜色。尿液颜色会告诉妈妈很多关于宝宝身体是否健康的信息。
- 淡粉色或橙色小便无需担心。小便的颜色较深表明宝宝可能脱水或喂食不足。
- 如果尿液是红色或棕色，且妈妈认为尿液中可能有血或宝宝的精神状态看起来不太好，请立即去看医生。
- 随着宝宝长大，宝宝大便的颜色、气味和次数也会发生变化。如果妈妈在过去几周内看到宝宝排便的次数、颜色、黏稠度和气味方面发生了某些变化，这是很正常的，不用担心。
- 宝宝的排便次数在每天 3 次和每周 3 次之间都是正常的。

<u>宝宝大小便正常及异常情况详细说明可参见《0—3 岁婴幼儿保育》第三章第四节。</u>

- 新生儿腹泻很难分辨，因为他们的排便次数也很高。如果妈妈看到宝宝的粪便发生变化，如突然变多、有奶瓣儿或水样便，则可能是腹泻症状。
- 腹泻会导致脱水，因此如果持续腹泻，请一定去看医生。脱水的表现包括：

- ○ 少尿；
- ○ 不安或烦躁；
- ○ 口干；
- ○ 宝宝啼哭时没有眼泪；
- ○ 嗜睡或反应迟钝；
- ○ 宝宝头顶的囟门凹陷明显；
- ○ 宝宝皮肤不像往常那样有弹性（轻轻捏和松开时不能弹回）。
- 如果妈妈发现上述任何这些表现，请去看医生。

*宝宝腹泻的表现、护理办法、预防措施等可参见《0—3岁婴幼儿保育》第五章第二节。*

- 重要的是，当你的宝宝小便或大便时，请记住：
  - ○ 准备专用的小便和大便盆，然后及时清理，并将小便或大便倒入马桶。
  - ○ 清洁宝宝的生殖器部位（如果是女孩，从前到后清洗）。
  - ○ 如果妈妈看到宝宝屁股有任何皮肤发红的表现，可以在屁股上抹上香油或护臀霜。
  - ○ 清理后用肥皂洗手。

*宝宝便后清洁所需物品及详细操作步骤可参见《0—3岁婴幼儿保育指导手册》第三章第三节。*

知识/态度检查：

本课程结束时，请向妈妈（或妈妈和第二养育人一起）询问以下问题并记录其回答：

1. 你还记得我们讨论过的五个保持宝宝清洁的方法吗？

（1）接触宝宝时要洗手；

（2）每周给宝宝洗澡 1—2 次；

（3）保持宝宝的眼、鼻、耳的干净；

（4）经常修剪宝宝的指甲；

（5）清洁脐带。

2. 你能告诉我照顾宝宝时，什么时候需要洗手吗？

（1）在做饭前后、喂宝宝之前、处理生食后、上厕所后、给宝宝换纸尿裤之后以及接触到任何脏东西（如垃圾或粪便）之后。

（2）要求家人和访客在抱宝宝之前用肥皂洗手也很重要。

3. 你应该如何正确地处理宝宝的排泄物？

（1）如果正在使用纸尿裤，请将纸尿裤扔掉之前先将排泄物倒入马桶中，以减少气味和细菌，然后将纸尿裤扔到专用的垃圾桶中。如果使用的是尿布，在换洗尿布时要注意卫生，确保将排泄物倒入马桶。洗尿布所用的水也应该在厕所中处理掉。

（2）如果不使用尿布或纸尿裤，则为宝宝准备专用的小便和大便盆，然后及时清理。

第五章

婴儿 2—3 月龄课程

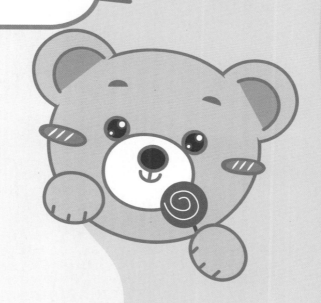

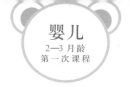
# 第一节　婴儿 2—3 月龄第一次课程

## 一、母乳喂养支持和疑难解答

【学习目标】

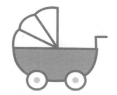

- 知道在家里人对母乳喂养期间的支持。

　　在宝宝 2 月龄或 3 月龄的时候，家里人应该让宝宝养成良好的吃奶习惯。然而，妈妈可能仍然不太相信自己现在做的这些事对宝宝很有好处。在与妈妈交流、讨论时，要给予妈妈充分的赞美和安慰。

【课程介绍】

　　今天我们将讨论妈妈在母乳喂养期间如何与家人一起让宝宝养成良好的吃奶习惯。

询问1：母乳喂养时，你有感到疼痛吗？

|  如果是肯定回答 | 如果是否定回答 |
|---|---|
| （询问有没有乳头疼痛、涨奶、乳房肿胀或局部压痛，肩部或背部疼痛等现象）<br><br>如果妈妈对疼痛的描述符合母乳喂养时常见乳房异常及处理方法中提到的症状，建议她试着采取对应的措施。并且告诉她母乳喂养的大部分疼痛问题都可以通过调整哺乳姿势来解决。如果疼痛现象还是没有缓解，请咨询医生或护士。 | （询问有没有乳头疼痛、涨奶、乳房肿胀或局部压痛，肩部或背部疼痛等现象）<br><br>告诉妈妈："那很好。请继续保持，记得多喝水，确保你母乳喂养的时候有个舒服的姿势。" |

询问2：现在已经知道了母乳喂养的这么多好处和怎样很好地喂宝宝吃奶，你对母乳喂养应该有了很大的信心吧？你家里的人都支持宝宝出生后吃母乳吗？

| 如果是肯定回答 | 如果是否定回答 |
|---|---|
| 与妈妈和第二养育人（或其他家庭成员）谈论支持母乳喂养的重要性。 | 询问妈妈："那家里有支持你喂母乳的人吗？" |

告诉她们："如果家里面的人支持妈妈母乳喂养，宝宝六个月前吃纯母乳就会容易得多。"

以下是第二养育人（或其他家庭成员）支持妈妈母乳喂养的一些方法。第二养育人在妈妈母乳喂养期间对妈妈的支持非常重要，可以确保宝宝在早期获得充足的营养。第二养育人可以：

- 鼓励妈妈在宝宝出生后立即母乳喂养，最晚不要超过一个小时。
- 鼓励宝宝吃到妈妈的初乳（虽然不太多，但是能满足刚出生宝宝的需求）。
- 妈妈在给宝宝喂母乳的时候可以给她一个枕头或者小板凳作为支撑，也可以给正在喂母乳的妈妈喝一些水。
- 妈妈在母乳喂养的时候需要身边人的鼓励和支持，可以说："宝宝吃奶真可爱，"不要质疑妈妈的奶水不够。

如果有，询问她："那你可以跟他/她聊聊怎么给你提供支持吗？"如果没有，则询问她："家附近的邻居能否提供支持？"

讨论："你可以跟你关系很好的邻居聊一聊，说你想要母乳喂养，看她能不能时不时地关照一下你？"

询问其他人："你觉得应该给宝宝喂母乳吗？"

如果他们的回答为"是"，告诉他们：

- 太好了！母乳喂养对宝宝和妈妈还有整个家庭都非常好，有身边人的帮忙，妈妈喂奶会容易很多。
- 早期宝宝吃奶比较频繁、时间比较久，妈妈就没有太多时间做其他的事情，身边人帮忙做一些家务会让宝宝吃到足够的奶。
- 妈妈在喂奶的时候经常会觉得口渴，可以在妈妈喂奶的时候给她一些水或者小吃，这样都有助于妈妈产奶。

如果他们的回答为"否"，告诉他们：

- 如果宝宝能在 6 个月前只吃妈妈的奶，对他/她长身体、大脑发育、抵抗力增强等都非常重要。如果身边人能支持妈妈喂母乳，还能为家庭节省买配方奶的钱。母乳非常安全、健康、卫生，如果能让宝宝吃到母乳，宝宝会更加聪明和健康！

| | • 妈妈给宝宝喂母乳，也可以让她生产后的身体很快得到恢复。因为妈妈身体里帮助妈妈产奶的物质也可以让妈妈的子宫得以恢复。这就是为什么有一些刚刚生完宝宝的妈妈在喂奶的时候会肚子疼，这是子宫在恢复的表现。 |
| --- | --- |

**知识/态度检查：**

本课程结束时，请向妈妈（或妈妈和第二养育人一起）询问以下问题并记录其回答：

有哪些方法可以缓解妈妈乳房涨奶的现象？

（1）保持正确的哺乳姿势。

（2）多次母乳喂养。

（3）轻轻按摩乳房，让乳汁流动。

（4）手动挤奶。

## ✿ 活动：母乳喂养疑难解答及图示

| 名称 | 症状 | 预防 | 措施 |
|---|---|---|---|
| 涨奶 | • 双乳肿胀、水肿、敏感、发热、轻微发红、疼痛<br>• 皮肤磨损、紧绷，乳头扁平，宝宝不容易吸住<br>• 通常发生在产后分泌乳汁时 | • 产后与宝宝保持肌肤接触<br>• 产后一小时内开始母乳喂养<br>• 确保正确的喂奶姿势<br>• 经常母乳喂养（根据需要—每天 8—12 次） | • 改善宝宝的吮吸姿势<br>• 母乳喂养更频繁一些<br>• 轻轻按摩乳房，促进乳汁流动，按压乳晕周围，减少乳头肿胀，帮助宝宝吮吸<br>• 挤出乳汁缓解压力，直到宝宝可以吮吸<br>• 挤乳汁前热敷，挤出乳汁后冷敷 |
| 乳头疼痛或裂开 | • 乳房或乳头疼痛<br>• 乳头周围裂开<br>• 偶尔出血<br>• 可能会感染 | • 确保正确的喂奶姿势<br>• 不要使用奶瓶喂奶，因为奶瓶和奶嘴的吸吮动作不同<br>• 不要在乳头上使用肥皂或乳霜 | • 坚持母乳喂养，改善母乳喂养的姿势，确保宝宝从下方逐渐靠近妈妈的乳房<br>• 开始母乳喂养时，选择疼痛轻的一侧乳房，然后转向疼痛较重的一侧乳房<br>• 在乳头上滴几滴母乳<br>• 在宝宝自己想松开乳房的时候再松开，妈妈不要强行中止宝宝吃奶<br>• 不要在乳头上使用肥皂或乳霜<br>• 不要用奶瓶喂奶 |
| 乳腺导管堵塞 | • 肿块，局部轻微发红，妈妈感觉不舒服，不发热 | • 向家人寻求帮助<br>• 确保正确的喂奶姿势<br>• 根据需要母乳喂养，让宝宝自己松开乳头<br>• 不要"剪刀式"挤压乳房<br>• 不要穿紧身衣服 | • 不要停止母乳喂养，根据需要进行母乳喂养<br>• 热敷<br>• 采用不同抱姿，疏通乳腺管<br>• 确保正确的喂奶姿势<br>• 妈妈应该多休息，多喝水<br>• 如果妈妈感觉太痛，不能直接喂奶，就把奶水挤出来<br>• 如果 24 小时内无好转，去看医生 |

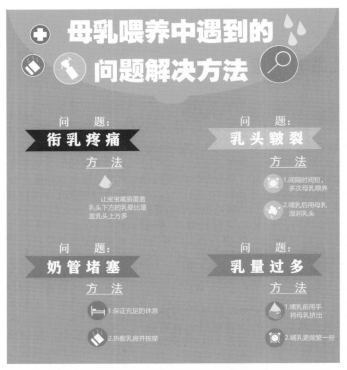

# 母乳喂养中遇到的问题解决方法

**问 题：**
## 衔乳疼痛
**方 法**

让宝宝嘴唇覆盖
乳头下方的乳晕比覆
盖乳头上方多

**问 题：**
## 乳头皲裂
**方 法**

1.间隔时间短，
多次母乳喂养

2.哺乳后用母乳
湿润乳头

**问 题：**
## 奶管堵塞
**方 法**

1.保证充足的休息

2.热敷乳房并按摩

**问 题：**
## 乳量过多
**方 法**

1.哺乳前用手
将母乳挤出

2.哺乳更频繁一些

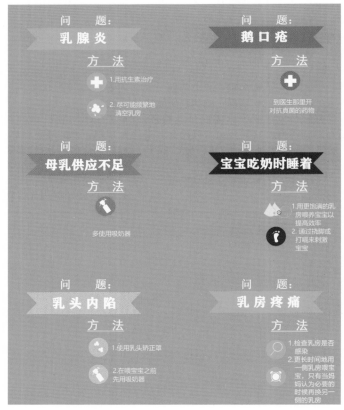

**问 题：**
## 乳腺炎
**方 法**

1.用抗生素治疗

2. 尽可能频繁地
清空乳房

**问 题：**
## 鹅口疮
**方 法**

到医生那里开
对抗真菌的药物

**问 题：**
## 母乳供应不足
**方 法**

多使用吸奶器

**问 题：**
## 宝宝吃奶时睡着
**方 法**

1.用更饱满的乳
房喂养宝宝以
提高效率

2. 通过挠脚或
打嗝来刺激
宝宝

**问 题：**
## 乳头内陷
**方 法**

1.使用乳头矫正罩

2.在喂宝宝之前
先用吸奶器

**问 题：**
## 乳房疼痛
**方 法**

1.检查乳房是否
感染

2.更长时间地用
一侧乳房喂宝
宝，只有当妈
妈认为必要的
时候再换另一
侧的乳房

## 二、睡眠：宝宝的健康睡眠

**【学习目标】**

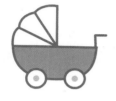

- 掌握培养宝宝睡眠习惯的方法；
- 了解宝宝不同睡眠姿势的优缺点。

**【课程介绍】**

　　睡眠对于宝宝的成长和发育是非常重要的,培养宝宝良好的睡眠习惯,不仅可以保证宝宝正常的生长发育,也可以为妈妈的休息赢得宝贵时间。今天我们一起来学习如何培养宝宝良好的睡眠习惯。

 询问 3：你家宝宝睡婴儿床吗？

| 如果是肯定回答 | 如果是否定回答 |
| --- | --- |
| 那太好了！ | 有条件的家庭,我们提倡妈妈和宝宝同屋不同床睡。 |

## ☆ 核心讲解 ☆

有条件的家庭，我们提倡妈妈和宝宝同屋不同床睡。宝宝睡得好，才能更好地生长发育，妈妈也能休息好。宝宝的睡眠周期短，约 60 分钟。因此，大多数 3 个月前的宝宝在晚上都要醒几次，一般一天睡 14—18 小时。多数 3—6 个月的宝宝可以建立自己的睡眠规律，晚上醒 1—2 次。宝宝可能因分离焦虑、过度兴奋、过度疲倦等而难以入睡。

床垫不要太软，最好使用棉质毯子和被子，不要使用羽绒被，也不要用太软、太大的枕头。不要在床上，尤其是宝宝的头部周围堆衣物和玩具。不要用枕头、毛毯等代替宝宝专用的床围，如果这些东西放不稳，会倒下来压住宝宝。

下面介绍几种帮助宝宝建立良好睡眠习惯的方法：

1. 建立昼夜交替模式。妈妈可以通过控制卧室的光线和声音来促使宝宝形成生物钟。早上起床的时候，妈妈把房间的窗帘拉开，让阳光照射进来。可以给宝宝一个拥抱，或者是播放轻柔的音乐让宝宝自己醒来。白天宝宝醒着的时候，尽量多跟他/她一起玩耍，让他/她的房间有充足的日光。日常的生活噪音，比如电话铃声、电视音量，或洗衣机的嗡鸣声、大人的走路和说话声，都不需要刻意放轻。晚上宝宝入睡前的一两个小时，妈妈可以把窗帘拉上，调暗室内光线。到了宝宝该睡觉的时间，就把灯关掉，把门关好，不要让门缝透光或是嘈杂声传入。如果需要起夜照顾宝宝，也要选择暗的夜光灯，或者用手电筒，用完了赶紧关上。房间的窗帘应该厚实，避免窗外透进灯光。

2. 程序化的就寝仪式。固定的睡前程序可由妈妈决定。通常包括给宝宝洗澡，换睡衣，讲故事，唱儿歌或是给宝宝按摩，与宝宝一起玩一个安静的游戏。如果妈妈能坚持这个睡前程序，宝宝就会渐渐明白，做完这一切就该睡觉了。如果宝宝知道接下来该干什么，他/她会更放松。宝宝越放松，就越容易快速入睡。此外，这个程序可以通过妈妈与宝宝的互动来促进宝宝的智力发育。

3. 训练宝宝自主入睡的能力。观察到宝宝有睡意的时候（揉眼睛、打哈欠、闭眼睛等），把他/她放在床上，让他/她自己入睡。如果他/她开始哭，不妨让他/她哭一阵子，妈妈可以在一边陪伴和安抚他/她，比如抚摸他/她、轻轻拍拍他/她，但是不要抱起他/她。这样连续几天，宝宝便会逐渐养成自己入睡的习惯了。当宝宝学会了自己入睡，在夜里醒来时（所有的宝宝都会在夜里醒来好几次），也可以不依赖妈妈的帮助，自己重新入睡。

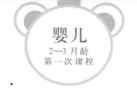

以下是宝宝的几种睡眠姿势,我们可以根据宝宝的成长需要选择不同的睡眠姿势:

1. 仰睡

优点:能够直接而清晰地观察宝宝的表情变化,如果宝宝有吐奶、溢奶等情况,能够及时发现;宝宝平躺在床上时,身体与床接触的面积最大,有利于宝宝肌肉的放松,也不会使内脏器官受到压迫,而且小手、小脚也可以自由活动,有利于肢体的运动发育。

缺点:长期仰睡,宝宝的头型会受到影响;仰睡的姿势不适合容易发生呕吐或溢奶等情况的宝宝,因为平躺时反流的食物容易呛入气管及肺内,发生危险。

2. 趴睡(三个月以前的宝宝不会自己趴着睡)

优点:宝宝趴着睡时,即使吐奶,吐出的东西也会顺着嘴角流出,一般不会吸入气管引起窒息;后脑勺也不会受到压迫,容易塑造出后脑勺浑圆的头型。

缺点:宝宝趴着睡时,口水不好下咽,容易造成口水外流。而且口鼻容易被枕头、毛巾、被褥等堵住,有发生窒息的危险。另外,趴着睡颈部扭曲,会形成气道阻塞,也可能出现窒息。所以,如果想让宝宝趴着睡,床不能太软,也不要用枕头,而且要有专人看护;俯卧时,宝宝的手脚受压,活动不灵活,有时还会因压迫时间长而发麻,引起宝宝哭闹。

3. 侧睡

优点:宝宝朝右侧睡时,有利于胃中食物顺利进入肠道,使消化更顺畅。如果发生溢奶,呕吐物也会从嘴角流出,不会引起窒息;侧躺时可以减少咽喉部分泌物的滞留,使宝宝的呼吸道更通畅。

缺点:如果长期向一个方向侧躺,容易影响宝宝的头型和脸型,导致两边脸不对称,所以要经常变换方向;让宝宝侧躺时,别忘了确保宝宝的耳廓是向后的,以免睡成"招风耳"。

知识/态度检查:

本课程结束时,请向妈妈(或妈妈和第二养育人一起)询问以下问题并记录其回答:

1. 宝宝的睡眠姿势有哪几种?

仰睡、趴睡、侧睡。

2. 多大的宝宝可以自己趴着睡?

3 个月。

3. 至少说出三种促进(哄)宝宝睡觉的方法。

给宝宝洗澡,换衣服,讲故事,按摩,唱儿歌等。

## 三、宝宝生长发育监测

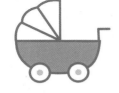

**【学习目标】**

- 了解宝宝的身高、体重、头围和生长曲线的意义;
- 掌握绘制宝宝的生长曲线的方法。

**【课程介绍】**

生长发育是宝宝最重要的任务。作为家长,要了解宝宝生长发育的规律,学会一些简单的监测宝宝生长发育的方法。今天我们一起来学习宝宝的身高、体重和头围的监测方法。

 询问 4:宝宝满月后,给宝宝测量过身高、体重和头围吗?

不管如何回答,都进行讲解

✧ 核心讲解 ✧

身高、体重反映宝宝的营养和健康状况,头围反映宝宝的脑和颅骨的发育状况,所以,我们要时常监测宝宝的身高、体重和头围的发育情况。而监测的方法便是画生长发育曲线图,因为它能反映宝宝的生长发育趋势,帮助成人发现宝宝在营养与健康方

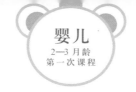

面的问题。

（给妈妈展示生长发育曲线图，并讲解制作方法和具体含义。）

把宝宝每次测量得到的数值分别标注在相应的图上（先在横轴上找到宝宝的月龄，再沿此月龄在相应的纵轴上找到宝宝的测量值所在的位置，即本月龄的标注点），并连点成线，得到宝宝的实际的身高、体重、头围发育曲线。

每张图上均有五条曲线，自上而下分别代表同年龄宝宝的97％、85％、50％、15％和3％的位置。

以男宝宝的身高图为例，如果宝宝是1岁男孩，身长为75厘米，这个标注点落在第50百分位曲线附近，就表示在100位同龄的男宝宝里，该宝宝排在中间位置。

一般而言，生长指标落在第97及第3百分位两线之间均属正常，否则就提示宝宝在该项生长指标上可能存在过高或过低现象。

儿童的生长是连续性的，除了每个标注点以外，其连线也应该遵循生长曲线的走势。如果宝宝的实际生长曲线走势变平、变陡或呈现锯齿状，都代表宝宝的成长出现异常，需请医生评估检查。

身长—年龄（粉色为女孩适用，蓝色为男孩适用）：

婴幼儿生长发育曲线图

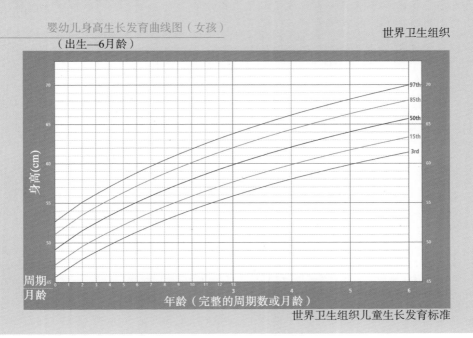

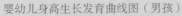

婴幼儿身高生长发育曲线图（男孩）
（出生—6月龄）

世界卫生组织

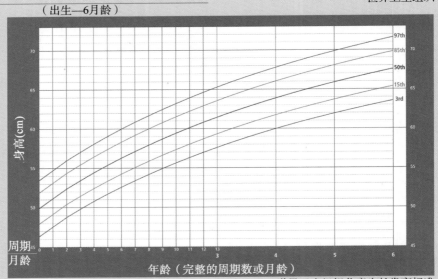

世界卫生组织儿童生长发育标准

体重—年龄：

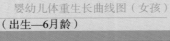

婴幼儿体重生长曲线图（女孩）
（出生—6月龄）

世界卫生组织

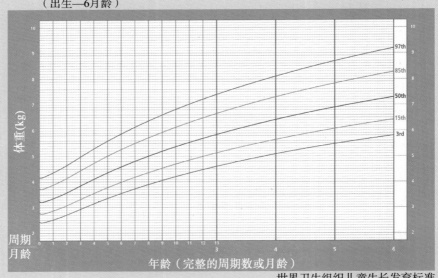

世界卫生组织儿童生长发育标准

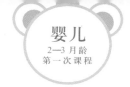

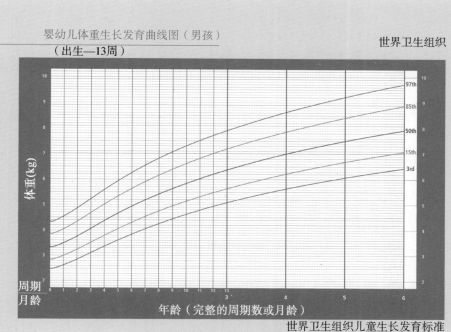

婴幼儿体重生长发育曲线图（男孩）
（出生—13周）

世界卫生组织

世界卫生组织儿童生长发育标准

头围—年龄：

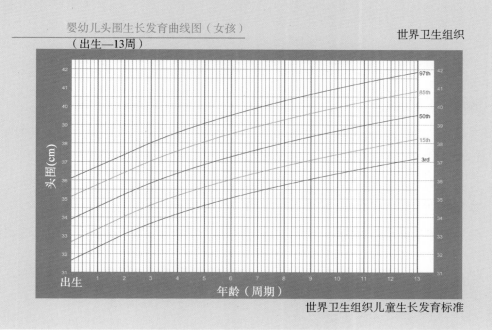

婴幼儿头围生长发育曲线图（女孩）
（出生—13周）

世界卫生组织

世界卫生组织儿童生长发育标准

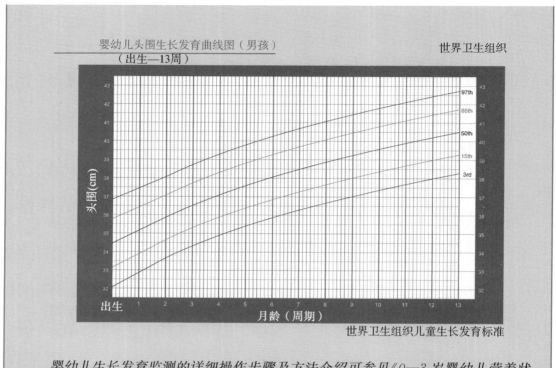

婴幼儿头围生长发育曲线图（男孩）
（出生—13周）

世界卫生组织

头围(cm)

97th
85th
50th
15th
3rd

出生  1  2  3  4  5  6  7  8  9  10  11  12  13

月龄（周期）

世界卫生组织儿童生长发育标准

婴幼儿生长发育监测的详细操作步骤及方法介绍可参见《0—3岁婴幼儿营养状况评估与实操喂养指导》第四章第一节。

**知识/态度检查：**

本课程结束时，请向妈妈(或妈妈和第二养育人一起)询问以下问题并记录其回答：

1. 宝宝的生长发育曲线图，一般有哪几项内容？

身高、体重、头围、年龄(月龄)。

2. 曲线图97％、85％、50％、15％、3％分别代表什么含义？

如果你的宝宝是1岁男孩，身高为75厘米，这个标注点落在第50百分位曲线附近，就表示在100位同龄的男宝宝里，你的宝宝排在中间位置。

## 四、宝宝常见疾病识别及护理（以呼吸道感染、腹泻为例）

【学习目标】

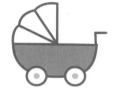

- 掌握识别宝宝发热的方法；
- 掌握给宝宝物理降温的方法；
- 学会识别宝宝的大小便。

【课程介绍】

宝宝在成长的过程中，难免会出现发热、感冒、拉肚子等一些常见疾病的症状。作为父母，我们要学会识别这些疾病，知道什么时候可以在家里护理，什么时候必须得去医院看医生，并学会一些简单疾病的护理方法。

 询问 5：你知道宝宝发热有哪些表现吗？

| 如果是肯定回答 | 如果是否定回答 |
|---|---|
| "太好了，你能告诉我有哪些表现吗？"必要时，可以根据下页内容婉转地加以纠正，或补充阐述一些其他发热表现。 | 告诉妈妈："这里有一些方法可以帮你辨别宝宝是否发热。" |

## ✿ 核心讲解 ✿

发热的表现：

- 额头比平时更热（可通过用手背摸头或亲吻宝宝的额头等方法来判断）；

- 烦躁、爱哭闹；

- 食欲下降；

- 睡觉不安稳；

- 精神萎靡；

- 体温在 37.5℃ 以上（水银温度计只能测宝宝的腋下，不要插入宝宝的肛门）。

如果宝宝在未满 2 个月时发热，或者体温超过 38.5℃，那么应立即带宝宝去看医生。

如果宝宝有轻微的发热，但是体温在 38.5℃ 以下，可以给宝宝试试物理降温。下面介绍一下给宝宝进行物理降温的方法。

- 降低环境温度：根据季节不同，宝宝退烧的最佳环境温度在 20℃ 至 24℃ 之间。如果夏天的时候宝宝发热了，可将宝宝的衣服敞开，让宝宝在阴凉的地方休息，有助于宝宝体温的下降。

- 温水擦身：大家可以用 32℃ 至 34℃ 的温水给宝宝擦拭全身，尤其是皮肤有褶皱的地方，比如颈部、腋窝、肘部、腹股沟等。每次擦拭的时间最好大于 10 分钟。

- 头部冷湿：可以用毛巾蘸冷水，浸湿后挤压至不滴水，然后折叠成宝宝额头的大小，放在宝宝的前额，大概 5 分钟后视毛巾的温度进行更换。

- 补充体液：母乳喂养的宝宝要坚持多喝奶，奶粉喂养的宝宝可以适当喝点水。

 询问 6：你的宝宝有没有咳嗽，或呼吸时喉咙里有呼噜呼噜的声音？

| 如果是肯定回答 😊✓ | 如果是否定回答 😊✗ |
| --- | --- |
| 进一步询问妈妈："宝宝除了咳嗽，有发热吗？"<br><br>措施：告诉妈妈，如果宝宝咳嗽持续超过几天或出现发热症状，应该去看医生。 | 告诉妈妈："那很好。"<br>预防感冒、咳嗽的方法有：<br>• 母乳喂养增强宝宝的免疫力。<br>• 请感冒、咳嗽或发热的人远离宝宝。<br>• 确保每个人抱宝宝前都用肥皂洗手。<br><br>如果宝宝咳嗽持续超过几天，或者看起来呼吸困难，或出现发热症状，应该去看医生。 |

**知识/态度检测：**

本课程结束时，请向妈妈（或妈妈和第二养育人一起）询问以下问题：

1. 发热的表现是什么？

（1）额头比平时更热（可通过用手背摸头或亲吻宝宝的额头等方法来判断）；

（2）体温在 37.5℃以上（水银温度计只能测宝宝的腋下，不要插入宝宝的肛门）；

（3）精神萎靡；

（4）烦躁，爱哭闹；

（5）食欲下降；

（6）睡觉不安稳。

2. 你能说出宝宝呼吸道感染需要看医生的表现吗？

（1）发热咳嗽；

（2）呼吸声听起来很刺耳或看起来呼吸困难；

（3）持续咳嗽。

## 五、抚触按摩

**【学习目标】**

- 掌握发展宝宝触觉的方法。

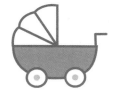

**【课程介绍】**

　　作为妈妈，可以利用一些机会对宝宝进行抚触按摩，从而促进宝宝的体质、智力等方面的生长发育。此外，通过抚触按摩还可以增进母子（女）之间的情感交流。今天我们就来学习一些简单的抚触按摩的方法。

 询问7：你给宝宝做抚触按摩吗？

| 如果是肯定回答 | 如果是否定回答 |
| --- | --- |
| 能不能演示一下你是怎么做的？<br>非常好！和妈妈肌肤相亲，能增进母子（女）间的情感交流，安抚宝宝的情绪，有效减少宝宝的哭闹。 | 我们要时常对宝宝进行抚触按摩。 |

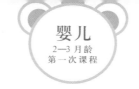

## ✿ 核心讲解 ✿

抚摸能促进宝宝的大脑发育,还能促进宝宝对食物的消化吸收,增加宝宝的体重,预防宝宝感冒,提高其睡眠质量等。

抚触的最佳时间:在两次喂奶之间,宝宝的情绪稳定,没有哭闹和身体不适的时候。

最佳时长:小宝宝不能长时间地集中注意力,每个抚摸动作不能重复太多,先从 5 分钟开始,然后延长到 15—20 分钟。

做抚触时,妈妈要保持轻松愉快的心情,这样宝宝才容易放松下来,充分享受妈妈的爱抚。妈妈可以这样做:

- 把宝宝抱起来紧贴着妈妈,让宝宝感受到妈妈温暖的胸膛和心跳。把宝宝放到抚触台上,面对宝宝微笑,让宝宝看着妈妈的脸和眼睛。
- 轻轻按摩宝宝的头部、脚、手臂、后背和肚子。
- 腿:手掌蘸一点油,握住宝宝的一条大腿两手交替向下捋,同时轻轻揉捏。然后,换一条腿,重复上述动作。
- 脚:握住宝宝的一只脚,轻轻地沿顺时针和逆时针方向分别转几次。然后,顺着从脚踝到脚趾的方向抚摩宝宝的脚背。换另一只脚,重复上述动作。
- 脚底:用大拇指在宝宝的脚底打圈按摩。
- 脚趾:用拇指和食指捏住宝宝的一个脚趾,轻轻地捋到趾尖。每个脚趾捋一次。

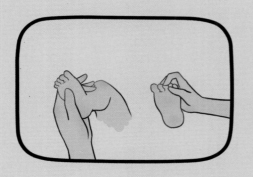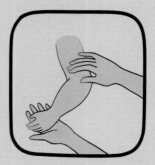

- 胳膊：握住宝宝的一只胳膊，从腋窝捋到手腕，边捋边轻轻揉捏。然后，握住宝宝的手，轻轻地沿顺时针和逆时针方向分别转动几次。换另一只胳膊，重复上述动作。

*婴幼儿抚触的详细操作步骤及准备物品可参见《0—3岁婴幼儿保育指导手册》第四章第一节。*

知识/态度检查：

本课程结束时，请向妈妈（或妈妈和第二养育人一起）询问以下问题并记录其回答：

给宝宝进行抚触按摩有哪些好处？

促进宝宝的生长发育，增进母子（女）之间的情感交流，安抚宝宝的情绪，有效减少宝宝的哭闹。

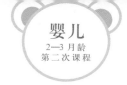

# 第二节　婴儿 2—3 月龄第二次课程

## 一、母乳喂养知识回顾

**【课程介绍】**

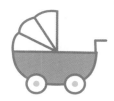

　　在宝宝 2 月龄或 3 月龄的时候,家里人应该让宝宝养成良好的吃奶习惯。然而,妈妈可能仍然不太相信自己现在做的这些事对宝宝很有好处。在与妈妈交流、讨论时,要给予妈妈充分的赞美和安慰。

### ✿ 纯母乳喂养的做法知识回顾 ✿

- 妈妈产后尽早进行母乳喂养;
- 除了维生素 D 外,不要给 6 个月以内的宝宝喂其他任何东西,包括水和汤汁;
- 按需母乳喂养:宝宝饿了及时母乳喂养。

### ✿ 按需喂养及新生儿大小便观察知识回顾 ✿

- 应该按需喂养,注意判断宝宝饥饿的表现并及时喂养;

- 宝宝饥饿的表现有：
  - 身体左右扭动、摇摆着头左右寻找；
  - 吐舌头准备吃奶；
  - 吃自己的手。
- 不要等到宝宝哭的时候才喂奶；
- 母乳喂养可以激发宝宝吃奶的本能，也能促进妈妈产后恢复；
- 宝宝一天吃奶的次数大约是8—12次；
- 根据宝宝大小便的次数及状态可以判断宝宝的吃奶量是否足够。

| 日龄 | 小便次数 | 大便次数 | 大便颜色 |
| --- | --- | --- | --- |
| 第一天（出生日） | ▨ | ▮ | 黑色 |
| 第二天 | ▨▨ | ▮▮ | 黑色或墨绿色 |
| 第三天 | ▨▨▨ | ▮▮▮ | 棕、黄绿、黄 |
| 第四天 | ▨▨▨▨ | ▮▮▮▮ | 棕、黄绿、黄 |
| 第五天 | ▨▨▨▨▨ | ▨▨▨▨ | 黄色 |
| 第六天 | ▨▨▨▨▨▨ | ▨▨▨▨ | 黄色 |
| 第七天 | ▨▨▨▨▨▨▨ | ▨▨▨▨ | 黄色 |

说明：产后1—7天，主要观察宝宝的小便次数（无色或浅黄色）和大便次数、颜色，以此可以判断宝宝是否摄入足够的母乳。低于上述次数或者颜色明显偏离的，应及时与医护人员联系。

✦ 母乳喂养姿势知识回顾 ✦

- 哺乳姿势

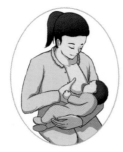
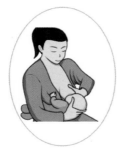
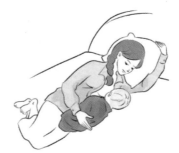
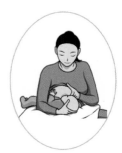

坐式哺乳　　　交叉式哺乳　　　环抱式哺乳　　　橄榄球式

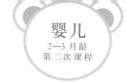

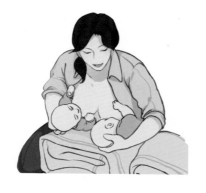 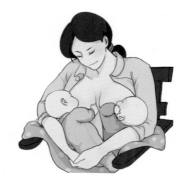

两娃同时喂养

- 宝宝含乳姿势要点：
  ◇ 宝宝的嘴巴张到最大；
  ◇ 宝宝含住三分之二以上的乳晕；
  ◇ 宝宝的下唇向外翻；
  ◇ 宝宝上唇处露出的乳晕比下唇多。

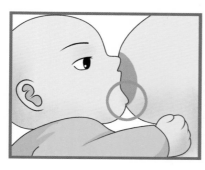 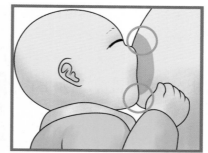

✿ **家人支持母乳喂养知识回顾** ✿

- 支持妈妈在宝宝刚出生时喂初乳；
- 家人尽量承担更多家务；
- 妈妈喂母乳的时候可以给她倒一杯水；
- 充分了解母乳喂养的好处；
- 鼓励妈妈坚持母乳喂养；
- 帮助妈妈解决母乳喂养时遇到的问题。

✿ 拍嗝的知识回顾 ✿

- 宝宝吃奶时会吸入一些空气,这会让宝宝感到不舒服,变得烦躁,也会引起宝宝打嗝,甚至吐奶;
- 每次哺乳后把宝宝竖抱起来拍嗝;
- 让宝宝的头靠在大人的肩上,大人的一只手轻拍宝宝的背部。

知识/态度检查:

本课程结束时,请向妈妈(或妈妈和第二养育人一起)询问以下问题并记录其回答:

1. 你是纯母乳喂养吗?

略。

2. 按需母乳喂养有哪些要求?

(1) 宝宝能吃多少就喂多少。

(2) 你的宝宝最清楚自己什么时候想吃奶,所以在母乳喂养时应对宝宝的信号作出反应。

3. 你是按需母乳喂养吗?

略。

4. 判断对错:妈妈的乳房大小决定了宝宝是否可以通过母乳喂养获得足够的食物?

错。

## 二、妈妈的健康睡眠

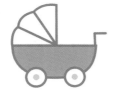

【学习目标】
- 掌握提高妈妈的睡眠质量的方法。

【课程介绍】
　　上次我们一起讨论了怎么给宝宝养成规律的睡眠作息,今天我们一起来巩固一下相关知识,再学习一下如何帮妈妈获得高质量的睡眠。

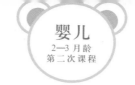

## ✿ 宝宝养成良好睡眠习惯的方法知识回顾 ✿

- 建立昼夜交替模式：
  ◇ 白天把窗帘打开,让宝宝接受自然光线的照射；
  ◇ 早上起床时,播放轻柔的音乐让宝宝醒来；
  ◇ 宝宝醒着的时候多陪他/她玩耍；
  ◇ 不要刻意减少白天的生活噪音；
  ◇ 到了入睡时间就把灯光调暗。
- 设置程序化的入睡仪式：
  ◇ 设置一些固定的睡前"仪式",如听音乐等。
- 训练宝宝自主入睡的能力：
  ◇ 在宝宝有睡意时让他/她自己入睡；
  ◇ 入睡过程中,宝宝哭时不要急于将其抱起,可以先轻轻安抚他/她。

## ✿ 了解宝宝的睡姿知识回顾 ✿

- 仰睡优点：
  ◇ 方便随时观察宝宝；
  ◇ 利于宝宝活动和发育。
- 仰睡缺点：
  ◇ 长期仰睡影响宝宝的头型；
  ◇ 宝宝吐奶时易被呛到。
- 趴睡优点：
  ◇ 避免宝宝吐奶时被呛到；
  ◇ 宝宝的头型不受影响。
- 趴睡缺点：
  ◇ 易导致宝宝口水外流；
  ◇ 可能影响宝宝呼吸；
  ◇ 长时间趴睡易压迫宝宝的四肢；

◇ 强调：三个月以前的宝宝不会自己趴着睡。

- 侧睡优点：
    ◇ 宝宝朝右侧睡时，有利于胃中食物顺利进入肠道；
    ◇ 有利于宝宝顺畅呼吸。
- 侧睡缺点：
    ◇ 长期向一个方向侧躺着睡，容易影响宝宝的面部和头型。

 询问 1：你这一个月的睡眠情况如何？

| 如果是肯定回答 | 如果是否定回答 |
|---|---|
| 宝宝刚出生的这一个月，你要不停地给宝宝换尿布、喂奶、清洁，很难痛痛快快地睡个好觉。 | 宝宝刚出生的这一个月，你要不停地给宝宝换尿布、喂奶、清洁，很难痛痛快快地睡个好觉。 |

❖ 核心讲解 ❖

　　在宝宝刚出生的这一个月里，妈妈要不停地给宝宝换尿布、喂奶、清洁，很难痛痛快快地睡个好觉。不过经过这一个多月，宝宝也长大不少了，他/她现在吃奶和睡觉肯定比以前有规律了。一般到了这个月，宝宝吃奶的次数会渐渐减少了，每次睡觉的时间，尤其是夜间，也会渐渐变长。而妈妈呢，经过一个多月的摸索，也有不少带宝宝经验了，会更得心应手。所以，现在妈妈可以稍稍放松心情，好好考虑一下怎么让自己休息得更好了。

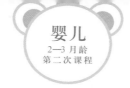
为了能晚上睡个好觉,我们可以试着这么做:

- 晚上的最后一顿让宝宝吃饱些;

- 给宝宝穿纸尿裤,免去晚上起来换尿布;

- 有时宝宝晚上醒来并不饿,妈妈不着急起来,轻轻拍拍宝宝,可能宝宝又会睡着;

- 白天妈妈可以让宝宝多活动,这样晚上宝宝更容易睡长觉;

- 此外,还要获得家人的支持,让爸爸或者其他人一起照顾宝宝,使妈妈获得更多的睡眠时间。

知识/态度检查:

本课程结束时,请向妈妈(或妈妈和第二养育人一起)询问以下问题并记录其回答:
请说出几种让妈妈睡个好觉的方法。

(1)晚上的最后一顿让宝宝吃饱;

(2)睡前给宝宝换上纸尿裤;

(3)白天让宝宝多活动;

(4)获得家人的支持。

## 三、了解宝宝的生长发育

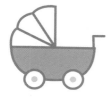

**【学习目标】**

- 了解宝宝乳牙发育的特点;

- 了解宝宝视觉发育的特点;

- 了解与宝宝进行视觉交流的必要性及正确的交流方式。

**【课程介绍】**

今天我们一起来学习一下宝宝的口腔、视觉、听觉发育等相关知识。

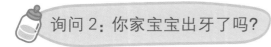

询问 2: 你家宝宝出牙了吗?

| 如果是肯定回答 ☺ | 如果是否定回答 ☹ |
| --- | --- |
| 太好了! | 这个你不要担心,第一颗乳牙的萌出一般在宝宝出生后 4—8 个月,也可能晚几个月。大约 2 岁半时,乳牙全部萌出。 |

☆ 核心讲解 ☆

牙齿发育是宝宝发育成熟的一个指标,人的一生有 20 颗乳牙,32 颗恒牙。宝宝刚出生时乳牙隐藏在颌骨中,被牙龈遮盖,所以新生儿看起来没有牙齿。第一颗乳牙的萌出一般在宝宝出生后 4—8 个月,也可能晚几个月。大约 2 岁半时,乳牙全部萌出。

宝宝在长牙时可能会出现过度流口水、喜欢咀嚼硬的食物等现象,有的宝宝甚至会出现轻微的过敏、哭闹、低热(不会高于 38℃)等现象。通常,新牙周围的牙龈会变得肿胀而柔软,妈妈可以试着轻轻地用手摩擦宝宝的牙床,以减轻宝宝的痛苦。此时,橡胶制作的磨牙棒可以帮助宝宝缓解疼痛。

当宝宝长牙后,用柔软的宝宝专用牙刷为宝宝刷牙。不要让宝宝一边喝奶一边入睡,无论是白天小睡还是夜间睡觉,这样可以有效避免将奶水留在宝宝的牙齿上,避免宝宝出现龋齿。

<u>婴幼儿口腔发育情况介绍、口腔发育状况及应对措施、口腔方法详细介绍参见《0—3 岁婴幼儿保育》第四章第五节。</u>

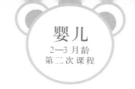
 询问3：你觉得宝宝现在能看清楚你吗？

| 如果是肯定回答 😊 | 如果是否定回答 😿 |
|---|---|
| 不是这样的。 | 你说对了！ |

## ✿ 核心讲解 ✿

　　宝宝出生后，其视力发育不完善，仅能看到18—38厘米范围内的物体的大致轮廓。这时候宝宝眼中妈妈的模样是很不清晰的，是模糊的。因此，我们要保护好宝宝的视力。

　　因此，妈妈在喂奶时可以看着宝宝，宝宝吃饱后，要与他/她进行目光交流，叫他/她的小名，和他/她说说话，冲着他/她笑笑，这都是很好的交流方式。尽管宝宝看到的还有限，也不清晰，但多抱抱宝宝，让宝宝看到妈妈，和宝宝多互动，宝宝很快就能把妈妈的脸和声音、妈妈的呼吸和味道联系起来，从而认识妈妈了。过不了多久，妈妈就会发现宝宝也会回应自己，他/她会冲着妈妈笑，而且喜欢让妈妈抱。

　　3—4个月的宝宝的视觉集中时间可达7—10分钟，喜欢看明亮鲜艳的颜色，不喜欢看暗淡的颜色，掌握颜色的顺序依次为黄、红、绿、蓝、橙。4—5个月时能凝视物体，可以看75厘米远的物体。6个月的时候可以通过体位来调节视觉，出现手眼的协调动作。8—9个月开始出现视深度的感觉，能较长时间看3米左右的物体活动。12—18个月的视力约为0.2。我们可以根据宝宝视觉的发育，给宝宝选择不同的玩具和游戏。

　　<u>宝宝的眼睛发育及视力保健详细内容介绍详见《0—3岁婴幼儿保育》第四章第一节。</u>

询问4：说完视觉，你一定还想了解一下宝宝的听觉发育特点吧?

## ✿ 核心讲解 ✿

我们国家针对所有刚出生的宝宝，在医院时就会对其做一个听力筛查。一般而言，通过听力筛查的宝宝，其听力发育都是正常的。

宝宝一出生后听觉就已经相当好了，所以我们可以根据宝宝的月龄制定相应的宝宝听力游戏内容。

2个月左右，会辨别声音的方向，头能向有声音的方向转动；

3—4个月时，头耳协调，头能转向声源处，听到悦耳的声音会微笑；

5—6个月时，能辨别母亲或母亲的声音，能欣赏玩具发出的声音；

8个月左右，眼及头能转向声源处，并确定声源来自何处，区别语音的意义。

1岁时，能听懂自己的名字；

2岁时，能听懂成人的简单的吩咐。

宝宝的耳朵发育及听力保健详细内容介绍详见《0—3岁婴幼儿保育》第四章第二节。

**知识/态度检查：**

本课程结束时，请向妈妈（或妈妈和第二养育人一起）询问以下问题并记录其回答：

1. 宝宝的乳牙，一般什么时候萌出?

4—8个月。

2. 宝宝有多少颗乳牙?

20颗。

3. 视力和听力，哪个在宝宝出生后已经发育成熟?

听力。

4. 宝宝 1 岁时的视力是多少?

0.2。

## 四、养育人心理调适

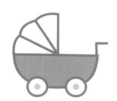

**【学习目标】**

• 知道心理调适的具体方法并掌握。

**【课程介绍】**

作为一个新手妈妈,你可能觉得照顾宝宝比较新鲜,也有很大的挑战,但是你并不是一个人,家人、朋友以及通过手机等方式能够联系到的人都可以帮助你。

今天,我们来讨论一下成为妈妈后可能会遇到的一些挑战。

 询问 5:在过去的两周里,你觉得担心吗? 有没有感到沮丧或者绝望? 有没有出现过伤害自己或宝宝的想法?

不论如何回答,都进行讲解

◇ 核心讲解 ◇

　　如果妈妈常常会感到沮丧或绝望,特别是妈妈觉得自己有伤害自己或宝宝的想法,请她一定尽快去看心理医生。

　　如果妈妈说以前想过伤害自己甚至是自杀,建议她尽快去看心理医生。建议妈妈跟自己家人或朋友一起去。

## 五、抚触按摩知识回顾

**【学习目标】**

- 了解宝宝触觉的相关知识以及宝宝获得足够触觉经验的重要性;
- 掌握发展宝宝触觉的方法。

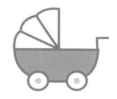

**【课程介绍】**

　　妈妈可以利用一些机会对宝宝进行抚触按摩,从而促进宝宝的体质、智力等方面的生长发育。此外,通过抚触按摩还可以增进母子(女)之间的情感交流。今天我们就来学习一些简单的抚触按摩的方法。

### ◇ 婴幼儿抚触按摩知识回顾 ◇

- 抚触能促进宝宝的大脑发育,还能促进宝宝对食物的消化吸收;
- 抚触的最佳时间在两次喂奶之间;
- 最佳时长:先从 5 分钟开始,逐渐延长至 15—20 分钟;
- 抚触时注意与宝宝要有眼神交流;

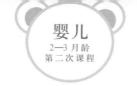
- 抚触按摩的部位：头部、脚、手臂、后背、肚子。

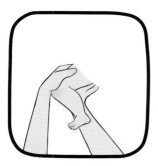 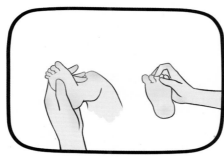 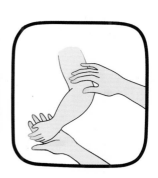

## 六、宝宝"三浴"

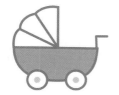

【学习目标】

- 了解"三浴"及其对宝宝健康成长的意义；
- 掌握"三浴"的具体方法。

【课程介绍】

  日光浴、空气浴、水浴是有效促进宝宝健康成长，预防维生素 D 缺乏性佝偻病等相关疾病的保健方式。在日常生活中，妈妈要有意识地给宝宝进行"三浴"保健，促进宝宝的健康成长。

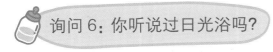

询问6：你听说过日光浴吗？

| 如果是肯定回答 😊✓ | 如果是否定回答 😵✗ |
|---|---|
| 嗯，不错。 | 日光浴，通俗而言就是晒太阳。 |

❖ 核心讲解 ❖

　　宝宝的皮肤适当地接受日光的照射，能促进其血液循环，增强体质。此外，日光中的紫外线还能促使宝宝皮肤中的一些物质转变成维生素 D，帮助宝宝的身体吸收钙和磷，有利于宝宝骨骼的生长，并使其骨骼和牙齿更强健，防止佝偻病的发生。一般而言，宝宝满月后，就可以带他/她去户外晒太阳，进行日光浴了。

- 春、秋、冬三季可选在上午 9—10 点、下午 2 点半—4 点之间进行日光浴；夏季可避开上午 10 点至下午 3 点这段最炎热的时间，在树荫下进行日光浴。刚开始每次 5 分钟即可，渐渐可增加到半小时。

- 可在小区或社区的绿化带、公园里进行日光浴。月龄小的宝宝可以在地垫上玩耍；宝宝会走以后可以改成户外活动的同时进行日光浴，时间也可以延长到 2 小时左右。

- 根据温度暴露宝宝不同身体部位处的皮肤：温度适中时，可让宝宝露出胳膊、小腿等处；冬天温度较冷时，可让宝宝露出小手；如果气温较高但又不是很晒时，可让宝宝做全身日光浴。

- 注意避免阳光直射宝宝的眼睛，可让宝宝戴上有帽檐的帽子。要在宝宝身体状况好的情况下进行日光浴，宝宝生病和精神状态不好时不要勉强。

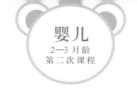
- 玻璃会阻挡大部分紫外线,因此,进行室内日光浴要打开窗户,不要隔着玻璃进行日光浴。

 询问 7:除了日光浴,还有空气浴和水浴,你听说过吗?

不管如何回答,都进行讲解

✿ 核心讲解 ✿

除了日光浴,我们还要对宝宝进行空气浴和水浴。

空气浴就是让宝宝的皮肤与干净、新鲜的空气接触。空气浴不仅可以促进宝宝的新陈代谢,增强宝宝的食欲和促进宝宝的睡眠,还能增强宝宝的肺功能,减少感染呼吸道疾病。空气湿度、温度和气流的变化,能刺激宝宝体温调节机能的发育,增强宝宝对环境的适应能力。

空气浴有以下三种:

室内空气浴:换尿布时,让宝宝的屁股暴露在空气中;满月后,给宝宝换衣服时,让宝宝身体的一部分在空气中裸露一两分钟;满 2 个月后,可以增加洗澡后的空气浴,时间可从 2 分钟渐渐增加到 10 分钟。

开窗睡眠:注意不要让风直接吹到宝宝,室温最好控制在 18℃ 至 24℃ 之间。如果是冬天,可每天开窗通风几次。

户外睡眠:可在春秋两季气温适宜时进行,当宝宝习惯开窗睡觉后,可让宝宝在户外睡觉；每次从 20—30 分钟开始，逐渐延长到 1.5—2 小时，每天一次；地点要选在空气好的阴凉处，避免阳光照射宝宝的脸部。

水浴就是让宝宝接触水。平时给宝宝洗澡、洗头、洗脸，也是在进行水浴，另外还有玩水、游泳等水浴方式。现在宝宝还小，水浴的时候一般要用温水，比如用微温的水洗脸、洗手，用温水洗澡、洗头。等宝宝半岁以后，可以让宝宝接触 30℃ 左右的水，比如夏天用自来水洗脸、洗手、玩水等，冬天可以在自来水里加入少量热水后再洗。游泳虽然对宝宝有很多好处，但是对水质、温度和安全的要求都比较高，没有条件的话不宜勉强进行。

第六章

婴儿4—6月龄课程

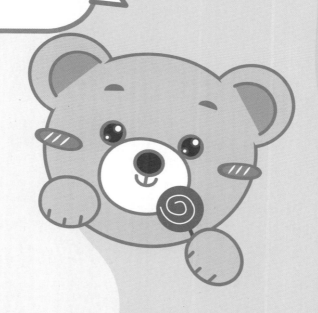

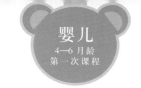

# 第一节　婴儿 4—6 月龄第一次课程

## 一、过渡到辅食喂养

【学习目标】

- 知道对 0—6 月龄宝宝、6—12 月龄宝宝以及 1—2 岁的宝宝来说，母乳能提供宝宝所需营养、能量的比例；
- 知道什么时候开始给宝宝添加辅食。

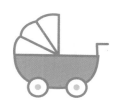

【课程介绍】

　　在宝宝 6 个月之前，只需要给宝宝喂母乳就可以满足其营养需求。在宝宝 6 个月以后，仍然需要给宝宝喂母乳，但这时候也需要给宝宝添加辅食了。今天我们来看一看在宝宝满 6 个月时应该添加哪些食物。

**询问 1：你现在给宝宝喂母乳吗？**

无论怎样作答，都统一进行以下讲解。

告诉妈妈：

- 妈妈做得非常好！母乳能给 0—6 月龄宝宝提供足够的营养和能量。
- 当宝宝满 6 个月以后，仍然需要给宝宝喂母乳，但这时纯母乳已经不能满足宝宝对营养的需要了，所以需要开始给宝宝添加辅食。
- 对于 6—12 月龄的宝宝，母乳只能提供宝宝所需能量的一半，另一半的能量需求必须通过添加辅食来满足。
- 对于 1—2 岁的宝宝，母乳只能提供宝宝所需能量的三分之一，剩余三分之二的能量需求也必须通过添加辅食来满足。
- 给宝宝添加辅食后，妈妈应该继续给宝宝喂母乳，因为母乳可以提高宝宝的免疫力，让宝宝少生病，给宝宝喂母乳还有助于建立亲子关系，为宝宝提供亲密、舒适的感觉，这些都有助于宝宝的生长发育。

☆ **核心讲解** ☆

在宝宝适合添加辅食的时候，宝宝通常会有这样一些表现：喂过奶后，宝宝仍然看起来没吃饱；以前可以睡一整夜，但现在半夜会醒来；体重增加的速度减慢。

添加顺序：辅食添加首选谷类食物，开始添加的食物要柔软、易吞咽、易消化，不易

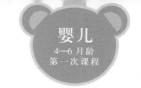
引起过敏、营养比较丰富。强化铁的米粉恰好符合这些要求。添加米粉之后，可以逐步添加菜泥、果泥、蛋黄、动物蛋白（鱼、肉、乳、肝）。每次只加一种，由少到多，循序渐进。此外，每新加一种食物需 2—3 天的适应期，从半匙加起，经过一个初加、加量、替代（代替一顿奶）的过程。

少糖：辅食不宜选含糖高的食物，给宝宝制作食物时也尽量不要加糖。过多摄入糖不利于宝宝的健康：例如，影响对蛋白质和脂肪的吸收和利用；影响对其他口味食物的适应；降低食欲；增加肥胖的危险；增加龋齿的发生率；容易养成偏食、挑食的不良习惯。

无盐：宝宝辅食中不用添加食盐。1 岁以内的小宝宝每天所需要的盐量还不到 1 克，而母乳、配方奶及一般食物中均含有一定量的盐，足以满足小宝宝的需要。1 岁以内的小宝宝的肾脏功能还不完善，摄入过多的盐将增加其肾脏负担；此外，还会加重宝宝的口味，使宝宝不愿接受淡味食物，容易让宝宝养成挑食的不良习惯。长期过多食用盐甚至还会增加成年后患高血压的危险。

不加调味品：味精、香精、酱油、醋、花椒、大料、桂皮、葱、姜、蒜等调味品会对宝宝的胃肠道产生较强的刺激。有些调味品（如味精）在高温状态下会分解释放出毒素，损害处于生长发育阶段的宝宝的健康。另外，浓厚的调味品味会妨碍宝宝体验食物本身的天然味道，长期食用还可能养成挑食的不良习惯。

婴幼儿的消化吸收能力与食物推荐详细介绍可参见《0—3 岁婴幼儿营养状况评估与实操喂养指导》第二章第二节。

婴幼儿的家庭喂养食谱的推荐与制作方法实例可参见《0—3 岁婴幼儿营养状况评估与实操喂养指导》第三章第三节。

如果本次课程是妈妈第一次听，并且妈妈是用配方奶粉或混合喂养的方式喂宝宝，请给妈妈讲解婴儿 0—6 月龄特别课程：配方奶粉喂养的内容，之后再讲解本课程的内容。

知识/态度检查：

本课程结束时，请向妈妈（或妈妈和第二养育人一起）询问以下问题并记录其回答：

1. 你知道应该在什么时候给宝宝添加辅食？

宝宝满 6 个月时。

2. 对 0—6 月龄的宝宝来说，母乳能提供宝宝所需能量的多少？

宝宝需要的所有能量。

3. 对 6—12 月龄的宝宝来说，母乳能提供宝宝所需能量的多少？

宝宝所需能量的一半。

4. 对 1—2 岁的宝宝来说，母乳能提供宝宝所需能量的多少？

宝宝所需能量的三分之一。

## 二、养育人心理调适

【学习目标】

- 找出你自己以及亲子关系方面的消极想法；
- 知道两个健康、积极的想法，转变亲子关系方面的消极想法。

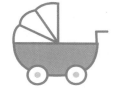

【课程介绍】

对妈妈而言，跟宝宝在一起可能是一件有挑战的事情。一般情况下，妈妈都会对自己的宝宝有消极想法，这个是正常的。但是，这些消极的想法可能会让妈妈做出不健康的行为，找出这些消极的想法是为了将其转变为健康和积极的想法。现在，我们讨论一下怎样改变这些消极思想，从而获得更健康的想法。

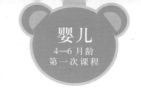

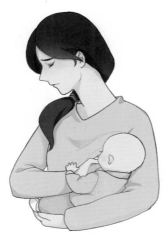

图片 1

图片 1 中的妈妈："宝宝太小了，对我产生不了感情。宝宝需要的只是吃奶和保持身体的干净。"

让妈妈认真地看图片 1 并读出图片 1 底下的文字。问妈妈和家人一些问题，请妈妈和家人谈论对图片内容的看法：

• 你觉得你的宝宝只需要你喂奶和换纸尿裤吗？ 与宝宝互动时，你有这种感觉吗？

• 你觉得宝宝爱你吗？

• 你觉得你和宝宝之间有产生联系吗？

• 你会不会把这些消极想法转变为积极的想法？

　告诉妈妈：

　妈妈有时会发现很难与宝宝产生联系，因为宝宝还很小，看起来只想吃奶和睡觉。但妈妈要记住，宝宝需要妈妈做的可不仅仅是喂食物和保持身体的干净。妈妈和宝宝之间的联系对宝宝的生长发育和健康是非常重要的。

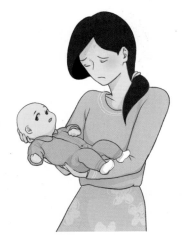

图片 2

图片 2 中的妈妈："我觉得自己很难与宝宝互动。"

让妈妈认真地看图片 2 并读出图片 2 底下的文字。

询问妈妈：

- 你觉得之前与宝宝互动时有困难吗？
- 为什么觉得与宝宝互动很难？
- 你和宝宝在一起时遇到了哪些困难？

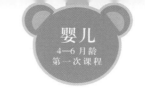

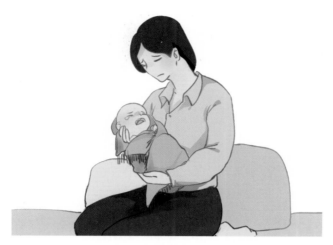

图片3

图片 3 中的妈妈:"我知道这会影响我和宝宝的健康,可我控制不了。"

---

让妈妈认真地看图片 3 并读出图片 3 底下的文字,并一起讨论妈妈的感受对宝宝有哪些影响。

告诉妈妈:

有时候妈妈可能和宝宝的互动不够积极。妈妈不要因为这个感到内疚,慢慢地,妈妈会了解宝宝,与宝宝的互动变多,妈妈的感受可能也会发生改变。但早一点发现自己的思维方式和相关感受很重要,因为这些感受会影响妈妈和宝宝。

询问妈妈:你对宝宝有过这样的想法吗? 你能举一些例子吗?

告诉妈妈:

我们之前也讨论了有这样的感受是正常的。了解和找出这些消极的想法是为了将其转变为健康和积极的想法。现在,我们讨论一下该怎样改变这些消极想法,从而获得更健康的想法。

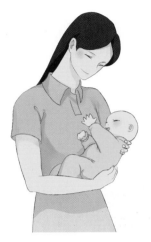

图片 4

图片 4 中的妈妈："当我与宝宝互动时，我的宝宝会回应我的互动，这使我感到快乐。"

让妈妈认真地看图片 4 并读出图片 4 底下的文字。讨论图片 4 中的妈妈的想法是否比图 1 中的妈妈的想法更好。

告诉妈妈：

图片 4 中的妈妈看到宝宝对自己给予的照顾和关注有回应。

妈妈意识到宝宝需要的不仅是食物和纸尿裤。

通过这些事情，妈妈为自己的角色（即"妈妈"这一角色）感到更快乐和更充实。

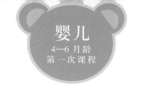

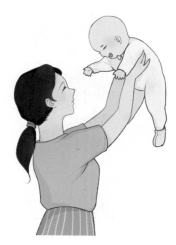

图片5

图片5中的妈妈："宝宝对我笑了，我的心情好多了。"

让妈妈认真地看图片5并读出图片5底下的文字。

告诉妈妈：

让妈妈感受到宝宝对自己的回应，让妈妈与宝宝一起活动，可以帮助调节妈妈的情绪，也有益于宝宝的心理发展。

在活动后期，我们将讨论妈妈可以用哪些方法来建立自己与宝宝的联系。

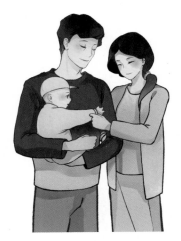

图片 6

图片 6 中的其他家人的参与:"爸爸的参与,让我和宝宝都很开心。"

---

让妈妈认真地看图片 6 并读出图片 6 底下的文字。

告诉妈妈:

除妈妈外,其他家人也可以通过与宝宝积极互动来促进宝宝的成长发育。

在家人照顾宝宝以及和宝宝互动的时候,妈妈也可以休息一下,这样也能加强宝宝和其他家人之间的联系。

---

知识/态度检查:

本课程结束时,请向妈妈(或妈妈和第二养育人一起)询问以下问题:

告诉妈妈:

- 虽然这种感觉是正常的,但是消极想法对于你和宝宝可能是不好的。
- 了解这些消极的想法,我们可以将它们转变为更积极的想法,从而能做出健康的行为。
- 通过这个活动,我们会努力以健康的方式来思考和行动。

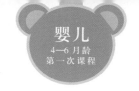

### 三、呼吸道感染知识回顾

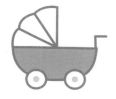

【课程介绍】

　　本次课程将帮助妈妈学习如何预防宝宝呼吸道感染,以及知道宝宝什么样的咳嗽可能表明宝宝需要立刻去看医生。接下来,我们将讨论呼吸道感染,帮助你区分普通感冒和严重呼吸道感染。

✿ 预防宝宝呼吸道感染知识回顾 ✿

- 家人感冒时应远离宝宝;
- 照养人感冒时应戴口罩照顾宝宝;
- 妈妈感冒时,不吃药的情况下可以正常哺乳;
- 照养人平时照顾宝宝时应注意个人卫生。

✿ 拒绝二手烟知识回顾 ✿

- 吸烟时产生的烟雾会影响宝宝的肺部发育;
- 日常应让宝宝远离"二手烟";
- 学会拒绝"二手烟"。

✿ 宝宝呼吸道感染识别及家庭护理知识回顾 ✿

- 宝宝发热的可能表现:
  ◇ 额头比平时更热(可通过用手背摸头或亲吻宝宝的额头等方法来判断);
  ◇ 烦躁,爱哭闹;
  ◇ 食欲和睡眠质量下降;
  ◇ 精神萎靡,体温在 37.5℃ 以上等。

- 发热的家庭护理方法(38.5℃以下)：

  ◇ 降低环境温度；

  ◇ 温水擦身；

  ◇ 头部冷湿；

  ◇ 补充体液(母乳喂养的宝宝多喝奶,奶粉喂养的宝宝适量喝水)。

知识/态度检查：

本课程结束时,请向妈妈(或妈妈和第二养育人一起)询问以下问题并记录其回答：

1. 有哪几种方法可以预防宝宝呼吸道感染?

(1) 让患有感冒/呼吸道疾病或发热的人远离宝宝。

(2) 纯母乳喂养。

(3) 经常洗手。

(4) 减少香烟或做饭时产生的烟雾对室内空气的污染。

2. 发热的表现是什么?

(1) 额头比平常更热(可通过用手背摸额头或亲吻宝宝的额头等方法来判断)。

(2) 体温在 37.5℃以上(水银温度计只能测宝宝的腋下,不要插入宝宝的肛门)。

(3) 精神萎靡。

(4) 烦躁,爱哭闹。

(5) 食欲下降。

(6) 睡觉不安稳。

3. 你能说出宝宝呼吸道感染需要去看医生的表现吗?

(1) 发热咳嗽。

(2) 呼吸声听起来很刺耳或看起来呼吸困难。

(3) 持续咳嗽。

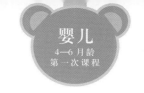

## 四、宝宝口腔保健

【学习目标】
- 了解宝宝的乳牙发育的特点；
- 掌握宝宝的乳牙保健的方法。

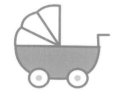

【课程介绍】

　　健康的牙齿是保证宝宝进食和生长发育的基础，因此，我们从宝宝时期就应该开始关注宝宝的口腔健康。今天我们一起来了解一下宝宝的乳牙发育的特点，以及在喂养的过程中怎么做好口腔保健。

 询问2：你家宝宝出牙了没有？

| 如果是肯定回答 | 如果是否定回答 |
|---|---|
| 　　太好了！牙齿发育是宝宝发育成熟的一个指标，人的一生有20颗乳牙，有32颗恒牙。宝宝刚出生时乳牙隐藏在颌骨中，被牙龈遮盖，所以新生儿看起来没有牙齿。 | 　　这个你不要担心。 |

　　第一颗乳牙的萌出一般在宝宝出生后 4—8 个月，也可能晚几个月。大约 2 岁半时，乳牙全部萌出。

　　一般情况下，母乳喂养可以对宝宝的颌骨发育产生一种功能矫形力，而人工喂养的宝宝则容易形成不良吸吮习惯，影响宝宝的颌骨发育。因此，我们要注意引导宝宝使用正确的姿势用奶瓶喂奶，避免奶嘴挤压上颌，影响颌骨发育。

　　宝宝经常含乳头入睡会影响乳牙发育，特别是乳牙刚萌出后，可能会出现"奶瓶龋齿"。

　　宝宝在长牙时可能会出现过度流口水、喜欢咀嚼硬的食物等现象，有的宝宝甚至会出现轻微的过敏、哭闹、低热（不会高于 38℃）等现象。通常，新牙周围的牙龈变得肿胀而柔软，妈妈可以试着轻轻地用手摩擦宝宝的牙床，以减轻宝宝的痛苦。此时，橡胶制作的磨牙棒可以帮宝宝缓解疼痛。

　　当宝宝长牙后，用柔软的宝宝专用牙刷为宝宝刷牙，每晚一次。

　　大月龄宝宝吃的食物应该较为粗、软，这样有利于乳牙萌出。7—8 月龄的宝宝应开始学习用杯子喝水，宝宝 1 岁左右完全断离奶瓶，有利于乳牙萌出和颌骨发育。

　　父母应多关爱宝宝，避免宝宝养成不良的吸吮习惯，如避免宝宝在感到不快乐、寂寞、疲劳时用吸吮手指或者空奶瓶、咬物品等行为来安定自己。这些不良的习惯会在宝宝的口腔中产生一种压力，导致出现牙返颌、错颌、颜面狭窄等畸形现象。

　　<u>婴幼儿的口腔发育情况、口腔发育问题及应对措施、方法详细介绍参见《0—3 岁婴幼儿保育》第四章第五节。</u>

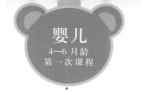

## 五、母乳喂养妈妈的饮食注意事项知识回顾

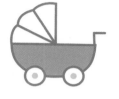

### 【学习目标】

- 知道在母乳喂养期间应该多摄入一些营养丰富的食物；
- 知道在母乳喂养期间应多喝水；
- 知道在母乳喂养期间应该遵从医嘱服用药物；
- 知道在母乳喂养期间吸烟、吸毒和饮酒的风险；
- 知道在哺乳期间应限制咖啡因的摄入。

### 【课程介绍】

　　我们已经谈了很多关于营养的问题。今天，我们一起来回顾母乳喂养期间与妈妈的营养相关的知识。

### ✿ 妈妈哺乳期饮食注意事项知识回顾 ✿

- 妈妈除了吃有营养的食物外，也要多喝水；
- 妈妈要尽量避免饮用茶、咖啡、饮料等饮品；
- 无论妈妈摄入什么，都会通过母乳传送给宝宝。

# 第二节　婴儿4—6月龄第二次课程

## 一、过渡到辅食喂养

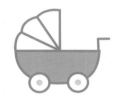

### 【学习目标】

- 知道什么时候开始给宝宝添加辅食；
- 至少知道两个给宝宝添加辅食的好处；
- 知道如何给宝宝补铁。

### 【课程介绍】

　　在之前的课程中，我们谈到宝宝辅食添加的内容。请记住，在宝宝满6个月时，需要在母乳喂养的基础上给宝宝添加辅食。今天，我们就谈谈辅食的问题。

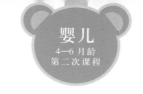

 询问 1：你现在给宝宝喂母乳吗？

无论怎样作答，都统一进行以下讲解。

## ◇ 核心讲解 ◇

告诉妈妈：

- 妈妈做得非常好！母乳能给 0—6 月龄的宝宝提供足够的营养和能量。

- 当宝宝满 6 个月以后，仍然需要给宝宝喂母乳，但这时纯母乳已经不能满足宝宝对营养的需要了，所以需要开始给宝宝添加辅食。

- 对于 6—12 月龄的宝宝，母乳只能提供宝宝所需能量的一半，另一半的能量需求必须通过添加辅食来满足。

- 对于 1—2 岁的宝宝，母乳只能提供宝宝所需能量的三分之一，剩余三分之二的能量需求也必须通过添加辅食来满足。

- 给宝宝添加辅食后，妈妈应该继续给宝宝喂母乳，因为母乳可以提高宝宝的免疫力，让宝宝少生病，给宝宝喂母乳还有助于建立亲子关系，为宝宝提供亲密、舒适的感觉，这些都有助于宝宝的生长发育。

- 通过给宝宝添加辅食，可以为满 6 个月的宝宝提供无法从母乳中获得的铁、锌等微量元素及其他能量。

- 除了添加辅食外，还应该在宝宝满 6 个月时，给宝宝补充铁或含铁的微量元素营养补充剂。

- 辅食喂养还能够帮助宝宝学会如何把食物送到口中以及如何吞咽。鼓励宝宝自己抓、拿食物并送到嘴里，这样可以锻炼宝宝的手眼协调能力和动手能力。

请妈妈向医生咨询如何选择铁补充剂。

婴幼儿的消化吸收能力与食物推荐详细介绍可参见《0—3 岁婴幼儿营养状况评估与实操喂养指导》第二章第二节。

　　婴幼儿的家庭喂养食谱的推荐与制作方法实例可参见《0—3 岁婴幼儿营养状况评估与实操喂养指导》第三章第三节。

知识/态度检查：

本课程结束时，请向妈妈(或妈妈和第二养育人一起)询问以下问题并记录其回答：

1. 你知道应该在什么时候给宝宝添加辅食？

宝宝满 6 个月时。

2. 给宝宝添加辅食有哪两个好处？

(1) 可以获得母乳无法提供的额外营养，特别是铁和锌等微量元素。

(2) 宝宝通过自己进食可以发展手眼协调能力和动手能力。

3. 除了辅食外，你还应该给满 6 月龄的宝宝喂什么？

铁补充剂或营养包(如果是母乳喂养)。

## 二、营养与儿童发育讨论

【学习目标】

- 知道在哪里可以获得微量营养素补充剂；
- 知道在哪里可以获得铁补充剂；
- 能定期带宝宝去体检。

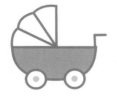

【课程介绍】

　　在过去的几次课程中，我们讨论了应该在宝宝满 6 个月时添加辅食。除了给宝宝喂母乳之外，添加辅食可以帮助宝宝获得足够的营养和能量。此外，给宝宝服用微量营养素补充剂，尤其是铁补充剂，对宝宝的健康成长也是非常重要的。

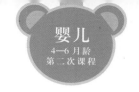
 询问 2：你给宝宝服用微量营养素补充剂或铁补充剂了吗?

| 如果是肯定回答 | 如果是否定回答 |
|---|---|
| • 特别好！你这样做可以给宝宝提供充足的营养。除了母乳/配方奶提供的营养之外，还需要服用这些微量营养素补充剂，以促进宝宝的健康成长。 | • 你可以再向医生咨询，请他们推荐可以买到微量营养素补充剂和铁补充剂的地方。 |

 询问 3：你有没有定期带宝宝去体检?

| 如果是肯定回答 | 如果是否定回答 |
|---|---|
| 告诉妈妈：<br>• 特别好！ | 告诉妈妈：<br>• 你应该定期带宝宝去体检，以确保你的宝宝发育正常。 |

本课程结束时，请向妈妈（或妈妈和第二养育人一起）询问以下问题并记录其回答：

1. 你知道在哪里可以获得微量元素营养补充剂吗？

医生推荐的地方。

2. 你知道在哪里可以获得铁补充剂吗？

医生推荐的地方。

3. 你是否定期或打算定期带宝宝去体检？

略。

## 三、宝宝卫生及常见疾病的识别与护理知识回顾

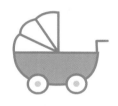

- 知道新生儿和宝宝便便的次数、黏稠度以及颜色；
- 知道三种防止宝宝便秘的方法；
- 知道三种缓解宝宝便秘症状的方法；
- 知道两个在宝宝便秘时应寻求医疗帮助的表现；
- 知道三种预防宝宝腹泻以及防止将腹泻传播给其他家庭成员的方法；
- 知道腹泻病的两种体征和症状；
- 知道三种照顾腹泻宝宝的方法；
- 知道为腹泻宝宝寻求医疗帮助的条件。

### ✿ 宝宝卫生知识回顾 ✿

- 照养人日常应注意勤洗手；
- 给宝宝洗澡：
  - ◇ 水温在 38℃～40℃ 之间；
  - ◇ 洗澡时一定不能让宝宝独处，避免其溺水；
  - ◇ 宝宝的脐带根未脱落前选择擦浴。

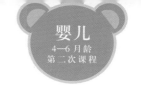

- 清洁宝宝的眼睛、鼻子、耳朵：
  - 用干净的纱布、棉签、棉球蘸清水轻轻擦拭；
  - 清洁眼睛时，从内眼角向外擦拭；
  - 清洁耳朵时，只清洁外侧即可。

## ✿ 宝宝腹泻知识回顾 ✿

- 新生儿排便次数多，腹泻较难分辨，可留意以下表现：
  - 宝宝的排便次数突然增多；
  - 宝宝的粪便中有奶瓣；
  - 水样便。
- 腹泻可能导致宝宝脱水，宝宝脱水可能表现为：
  - 少尿；
  - 不安或烦躁；
  - 口干；
  - 啼哭时没有眼泪；
  - 嗜睡或反应迟钝；
  - 囟门凹陷；
  - 皮肤较往常弹性减小。

## ✿ 宝宝便秘知识回顾 ✿

- 宝宝便秘的表现：
  - 大便干燥，像小石子或羊粪蛋；
  - 宝宝排便痛苦。
- 预防方法：
  - 配方奶粉按比例冲调，不要过浓；
  - 辅食添加阶段适当多喝水。
- 注意：纯母乳喂养时，食物残渣少，宝宝可能几天或十几天不排便，但大便黄软不干燥，这叫"攒肚子"，不是便秘。

# 第三节　婴儿 4—6 月龄第三次课程

## 一、过渡到辅食喂养

**【学习目标】**

- 知道可以给宝宝喂哪些食物，并可以举例说明；
- 知道可以给宝宝补充铁的三种食物；
- 知道在给宝宝喂食时的两种反应式护理的做法。

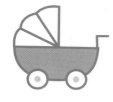

**【课程介绍】**

　　我们已经知道了什么时候应该给宝宝添加辅食，但是请记住，在宝宝一岁之前，母乳都会为宝宝提供所需能量的一半。因此，给宝宝添加辅食后，你应该继续给宝宝喂母乳。今天，我们再仔细谈谈给宝宝添加辅食的问题。

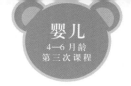

 询问1：你知道给宝宝添加辅食要注意哪些要素吗？

| 如果是肯定回答 | 如果是否定回答 |
|---|---|
| 你做得非常好！ | 我们一起来学习一下。 |

☆ 核心讲解 ☆

在给宝宝添加辅食时，我们应该考虑的问题包括：

- 宝宝的年龄。应该在宝宝满6月龄时开始给他/她添加辅食。
- 喂辅食的频率。应该根据宝宝的月龄决定给他/她喂辅食的频率。
- 食量。应该根据宝宝的月龄决定给他/她喂辅食的量。
- 口感（厚度/稠度）。应该根据宝宝的月龄决定给他/她喂辅食的性状。
- 食物种类。和成年人一样，宝宝也需要吃多样化的食物以满足他们的营养需求。但是，给宝宝添加新的辅食时，必须要循序渐进，以便宝宝适应不同的食物。
- 主动/反应式喂食。在给宝宝喂辅食时需要关注宝宝的反应。
- 卫生。应该在给宝宝准备食物和喂宝宝之前洗手，使用干净、卫生的碗和勺子给宝宝喂辅食。

请健康专员告诉妈妈：

应该给宝宝添加多样化的辅食：谷薯类；蔬果类，包括深绿色蔬菜，橙红色蔬菜、水果，其他蔬菜、水果；肉禽蛋鱼类；奶类、豆类、坚果类。

告诉妈妈：

- 宝宝出生时体内存储的铁元素会在 6 个月内逐渐消耗完。
- 满 6 月龄的宝宝需要在喝母乳的同时补充更多的铁。
- 满 6 月龄的宝宝可以通过添加辅食来补充铁。
- 补充铁的最好的来源是肉类，包括红肉、动物肝脏以及动物血。此外，深绿色蔬菜和豆类(如黄豆、青豆、黑豆和它们的芽类形态)也含有铁。其他补充铁的来源还包括强化铁的食品和铁补充剂。
- 除了辅食喂养外，还应该在宝宝 6 个月时开始给他/她喂铁补充剂。

如果政府提供免费的营养包，请告诉妈妈：

政府会提供免费的含铁营养包。妈妈可以向村医咨询并领取营养包。营养包可以帮助满 6 月龄的宝宝补充微量营养素。

如果政府不提供免费的营养包，请告诉妈妈：

你可以向医生咨询，了解去哪里可以买到营养包。营养包可以帮助满 6 月龄的宝宝补充微量营养素。

- 食用富含维生素 C 的食物会增加铁的吸收。
- 喝茶、喝咖啡会影响铁的吸收。

宝宝需要补充维生素 A 来促进其眼睛和身体的健康发育：

维生素 A 的最佳来源是深绿色蔬菜，橙红色蔬菜、水果(木瓜、芒果、橙子、胡萝卜、南瓜等)，肉禽蛋鱼类(动物肝脏、鸡蛋等)及常见的动物血，奶类及其制品。其他补充维生素 A 的来源还包括强化维生素 A 的食物。

食物中的油脂可以促进维生素的吸收并提供额外的能量。刚开始给宝宝添加辅食时只需要喂很少量(每天不超过半勺)的食物就可以了。

<u>婴幼儿的消化吸收能力与食物推荐详细介绍可参见《0—3 岁婴幼儿营养状况评估与实操喂养指导》第二章第二节。</u>

<u>婴幼儿的家庭喂养食谱推荐与制作方法实例可参见《0—3 岁婴幼儿营养状况评估与实操喂养指导》第三章第三节。</u>

现在，我们来谈谈反应式喂养：

- 反应式喂养需要妈妈不断给宝宝回应，比如表现出"宝宝可以开饭啦"等表情，积极鼓励宝宝多吃饭，但不要强迫宝宝。

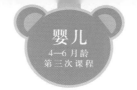

- 保持耐心,积极鼓励宝宝多吃些食物。
- 如果宝宝拒绝吃饭,要反复鼓励他/她。在给宝宝喂食期间将宝宝抱坐在自己的膝盖上,面对宝宝给他/她鼓励。
- 可以给宝宝做多样化的食物,虽然刚开始宝宝接受新食物可能比较难。
- 给宝宝添加辅食的时候要慢慢来,不要强行喂食。

最后,我们谈谈喂养宝宝时的卫生问题:

- 用干净的杯子和勺子给宝宝喂食物。
- 在为宝宝准备食物和喂宝宝之前,用肥皂和水洗手。
- 妈妈吃饭前也要用肥皂洗手。

知识/态度检查:

本课程结束时,请向妈妈(或妈妈和第二养育人一起)询问以下问题并记录其回答:

1. 宝宝满 6 月龄时每天应该喂多少次辅食?

2—3 次。

2. 宝宝满 6 月龄时每天应该喂多少次母乳?

按需喂养。

3. 宝宝满 6 月龄时应该喂多少量的辅食?

每天 2—3 次,每次 2—3 汤匙。

4. 至少说出两种食物类别的名字,每种食物类别分别举几个例子。

(1)谷薯类:例如米饭、土豆。

(2)蔬果类:例如菠菜、西红柿、橘子。

(3)肉蛋类:例如猪肉、鸡蛋。

(4)奶类、豆类、坚果类:例如牛奶、黄豆、核桃。

5. 列举一种可以给宝宝吃的富含铁的食物。

红肉和肝脏。

6. 描述三种反应式喂养的示例。

(1)如果宝宝拒绝吃饭,要反复鼓励他/她。在给宝宝喂食期间将宝宝抱坐在自己的膝盖上，面对宝宝给他/她鼓励。

（2）可以给宝宝做多样化的食物，虽然刚开始宝宝接受新食物可能会比较难。

（3）给宝宝添加辅食的时候要慢慢来，不要强行喂食。

## 二、卫生和腹泻讨论

【学习目标】

- 知道新生儿和宝宝便便的次数、黏稠度以及颜色；
- 知道三种预防宝宝呼吸道感染的方法；
- 知道一种缓解宝宝便秘症状的方法；
- 能够识别出两个在宝宝或幼儿便秘时应寻求医疗帮助的表现；
- 知道三种预防宝宝腹泻以及防止将腹泻传播给其他家庭成员的方法；
- 知道腹泻病的两种体征和症状；
- 知道三种照顾腹泻宝宝的方法；
- 知道为腹泻宝宝寻求医疗帮助的条件。

讨论并重新介绍卫生主题的内容：

我们已经谈了很多关于良好卫生习惯的培养，以及如何保持宝宝的清洁和健康的内容。

询问妈妈：你还记得我们讨论过的非常有用的卫生小提示吗？

讲解：

现在你的宝宝已经6个月大了，你可能会看到宝宝长出一些牙齿来了。

如果你已经能够看到宝宝的牙齿，那最好从现在开始每天给宝宝刷两次牙。

将少量氟化物牙膏（大约一粒米的大小）挤在牙刷上，给宝宝轻轻刷牙。

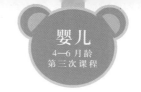
如果你没看到宝宝的牙齿，最好在洗澡时用纱布或柔软的湿毛巾擦拭宝宝的牙龈。只需要将毛巾或纱布缠绕在食指上并轻轻擦拭牙龈就可以。这样可以保持宝宝的口腔干净，也会让宝宝习惯刷牙，并让刷牙成为他/她日常生活中的一个必须做的事情。

询问：你还记得我们之前讨论过的卫生提示吗？

讲解：

- 观察宝宝的大小便可以了解宝宝的身体健康状况。
- 便秘是指大便干硬，看起来像小石子或者羊粪蛋，而且排便困难。当宝宝大便时表情痛苦，甚至大便有血时，需要带他/她去看医生。
- 母乳容易消化吸收，食物残渣少，所以母乳喂养的宝宝的大便次数很少，几天甚至十几天不大便，但大便仍然黄软且不干燥，这叫"攒肚子"，并不是便秘。

配方奶喂养的宝宝更容易便秘，下面是一些预防宝宝便秘的方法：

- 配方奶要按照比例冲调，不要过浓，否则容易便秘。
- 要多喝水，不能用果汁、可乐等代替水。

  *宝宝便秘的表现、护理办法、预防措施等可参见《0—3岁婴幼儿保育》第五章第二节。*

## 三、呼吸道感染讨论

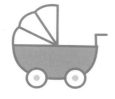

【课程介绍】

今天我们将与你一起讨论宝宝呼吸系统的健康状况。

询问2：你的宝宝有没有咳嗽，或呼吸时喉咙里有呼噜呼噜的声音？

| 如果回答"没有" | 如果回答"有" |
|---|---|
| 告诉妈妈："那很好。母乳喂养有助于增强宝宝的免疫力。"<br>• 宝宝的免疫力低，如果宝宝家里有人感冒，宝宝很容易被传染。<br>• 请感冒、咳嗽或发热的人远离宝宝。<br>• 如果妈妈生病了，照顾宝宝时要戴口罩。<br>• 给宝宝喂奶，和宝宝玩之前，都要用肥皂洗手。<br>　　如果发现宝宝呼吸困难或吸气时胸腔下陷，请立即带宝宝去看医生。<br>　　*宝宝呼吸道感染表现、护理方法、预防措施等可参见《0—3岁婴幼儿保育》第五章第一节。* | 　　询问妈妈："宝宝还咳嗽吗？"<br>　　如果宝宝咳嗽发热，你应该带宝宝去看医生。" |

知识/态度检查：

本课程结束时，请向妈妈（或妈妈和第二养育人一起）询问以下问题并记录其回答：

1. 你知道宝宝呼吸道感染需要就医的几种表现吗？

（1）咳嗽发热超过3天；

（2）呼吸听起来有杂音或看起来呼吸困难；

（3）持续咳嗽。

2. 有哪几种方法可以预防宝宝呼吸道感染？

（1）让患有感冒/呼吸道疾病或发热的人远离宝宝；

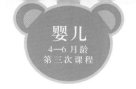
（2）纯母乳喂养；

（3）经常洗手；

（4）减少香烟或做饭的烟雾对室内空气的污染。

3. 发热的表现是什么？

（1）额头比平常更热（可通过用手背摸额头或亲吻宝宝的额头等方法来判断）；

（2）体温在 37.5℃以上（水银温度计只能测宝宝的腋下，不要插入宝宝的肛门）；

（3）精神萎靡；

（4）烦躁，爱哭闹；

（5）食欲下降；

（6）睡觉不安稳。

## 四、养育人心理调适

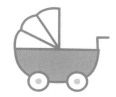

**询问妈妈以下问题**：

• 你怎样看待照顾宝宝时的挑战？

• 你觉得你有能力应对这些挑战吗？

• 有没有人帮助你照顾宝宝并解决这些困难？你觉得你可以寻求到帮助吗？

• 你能休息好，并且照顾好自己的身体吗？

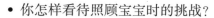

❖ 核心讲解 ❖

　　告诉妈妈："你要记着你并不是一个人，你的家里人、朋友、村里的人以及你能通过电话、微信等联系到的人都可以帮助你。如果你一直担心很多事情，或想得太多，或者心情不好，请一定要向亲人、朋友等寻求帮助。"让妈妈说一说自己难过或担心的事情，如果还是没有效果，建议妈妈去和心理医生聊一聊。

# 致　谢

在系列课程开发的过程中,华东师范大学周念丽教授团队、首都儿科研究所关宏岩研究员团队、中国疾控中心营养与健康所黄建研究员团队、CEEE团队养育师课程建设项目工作人员都为最终成稿付出了巨大的努力和心血,在此致以崇高的敬意和衷心的感谢!北京三一公益基金会、北京陈江和公益基金会、澳门同济慈善会(北京办事处)率先为此系列课程的开发提供了重要和关键的资助,成稿之功离不开三方的大力支持,在此表示诚挚的感谢!也衷心感谢华东师范大学出版社在系列教材出版过程中给予的大力支持和协助!另外,尽管几经修改和打磨,系列教材内容仍然难免挂一漏万,不足之处还请各位读者多多指教,我们之后会持续地修改和完善这套系列教材!

最后,我还想特别感谢长期以来为CEEE婴幼儿早期发展研究及系列课程开发提供重要资助和支持的基金会或单位、个人,如果没有这方面的有力支持,我们很难在这个领域潜心深耕这么久,这些机构或单位、个人是(按照机构拼音的首字母排列):北京亿方公益基金会;北京三一公益基金会;北京观妙公益基金会;戴尔(中国)有限公司;福特基金会;福建省教育援助协会;广达电脑公司;广州市好百年助学慈善基金会;广东省唯品会慈善基金会;郭氏慈善信托;国际影响评估协会;和美酒店管理(上海)有限公司;亨氏食品公司;宏碁集团;救助儿童基金会、李谋伟及其家族;联合国儿童基金会;陆逊梯卡(中国)投资有限公司;洛克菲勒基金会;南都公益基金会;农村教育行动计划;瑞银慈善基金会;陕西妇源汇性别发展中心;上海煜盐餐饮管理有限公司;上海胤胜资产管理有限公司;上海市慈善基金会;上海真爱梦想公益基金会;世界银行;深圳市爱阅公益基金会;TAG家族基金会;同一视界慈善基金会;携程旅游网络技术(上海)有限公司;依视路中国;徐氏家族慈善基金会;云南省红十字会;浙江省湖畔魔豆公益基金会;中国儿童少年基金会;中国青少年发展基金会;中山大学中山眼科医院;中华少年儿童慈善救助基金会;中南成长股权投资基金。本书出版费用由欧盟资助,在此向欧盟表示诚挚的感谢。